"十四五"时期国家重点出版物出版专项规划项目

城市公共卫生安全风险防控丛书

编委会主任：王德学　总主编：钟志华　孙　阳　执行总主编：孙建平　邬惊雷

公共卫生风险管理与城市安全运行

PUBLIC HEALTH RISK MANAGEMENT
AND URBAN SAFETY OPERATIONS

主　编　孙建平
副主编　徐文停　苑　辉　尹小贝

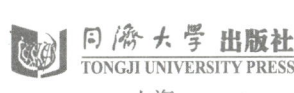

·上海·

图书在版编目(CIP)数据

公共卫生风险管理与城市安全运行/孙建平主编；徐文停，苑辉，尹小贝副主编. --上海：同济大学出版社，2025.3. --(城市公共卫生安全风险防控丛书/钟志华，孙阳总主编). -- ISBN 978-7-5765-1448-3

Ⅰ.R126

中国国家版本馆 CIP 数据核字第 2024FG3161 号

国家出版基金项目
"十四五"时期国家重点出版物出版专项规划项目
上海市促进文化创意产业发展财政扶持资金资助项目

城市公共卫生安全风险防控丛书

公共卫生风险管理与城市安全运行

Public Health Risk Management and Urban Safety Operations

主　编　孙建平　　副主编　徐文停　苑　辉　尹小贝

丛书策划　　高晓辉
责任编辑　　高晓辉　宋　立
责任校对　　徐逢乔
装帧设计　　唐思雯

出版发行　同济大学出版社　www.tongjipress.com.cn
　　　　　（地址：上海市四平路1239号　邮编：200092　电话：021-65985622）
排版制作　南京文脉图文设计制作有限公司
印　　刷　上海安枫印务有限公司
开　　本　787mm×1092mm　1/16
印　　张　11.25
字　　数　213 000
版　　次　2025年3月第1版
印　　次　2025年3月第1次印刷
书　　号　ISBN 978-7-5765-1448-3
定　　价　88.00元

版权所有　侵权必究　印装问题　负责调换

内容简介

城市是人口和产业集聚的重要场所。突发公共卫生事件对城市的影响是多方面的。特别是重大新发传染病，不仅危及公众生命健康，对城市运行会产生多方面的影响，破坏生产生活的有序运行，极端情况下还会对城市发展产生系统性的深刻影响。

面对重大新发传染病等突发公共卫生事件，城市安全运行可能面临巨大的不确定性挑战和全局性挑战。城市如何在应对突发公共卫生事件的同时，在未知、多变的外部环境，乃至各类资源"紧平衡"的状态下保持安全运行，需要法治保障、制度建设，也需要强化能力建设。本书从组织保障、关键基础设施运行保障、交通运行保障、关键资源保障、基层治理、社会动员和风险问题等角度阐述了城市在遭遇重大突发公共卫生事件冲击下保持韧性的路径和方法，对健全城市安全预防体系、强化极端情况下城市基本运行保障体系、提高防灾减灾救灾能力具有重要意义。

本书可作为城市决策者、管理者及公共卫生领域相关人员了解、学习和掌握城市公共卫生风险管理的参考书，也可以作为相关从业人员的培训读物。

作者简介

孙建平，中国职业安全健康协会专家咨询委员会副主任。兼任国务院安委办城市安全专家组专家、国家市长智库专家、上海市人民政府行政决策咨询专家、第一届长三角应急管理安全生产综合监管专家组副组长、上海新时代城市安全与应急管理研究院首席专家等。曾任上海市建设和管理委员会秘书长、市建设和交通委员会副主任、市交通运输和港口局局长、市交通委员会主任，十二届上海市政协常委、人口资源环境建设委员会主任，同济大学城市风险管理研究院长、教授、博导等。长期从事城市建设、运行、交通运输等领域一线管理工作，在城市风险管理的理论研究、体系建设、平台运用、机制创新等方面做了大量的探索和实践。担任"城市安全风险管理丛书""城市公共卫生风险防控丛书"执行总主编，主编出版《建设工程质量安全风险管理》《交通运输风险管理和保险》《城市安全风险防控概论》《城市风险管理学》（中英文）《上海城市运行安全发展报告》（三册）《超大城市风险治理》《超大城市智慧应急》《超大城市韧性建设》等著作。

徐文停，医学博士，上海建工医院党委副书记、院长。主持、参与2项市级科研项目，在国内专业核心期刊发表论文20余篇，申请国家发明专利2项。担任上海市医学会骨科专科分会青年委员会"浦菁荟"关节组委员，上海市医师协会骨科分会关节组委员，上海市中西医结合学会骨伤科专业委员会委员，上海市中西医结合学会骨质疏松专业委员会委员。

苑辉，同济大学城市风险管理研究院宣教中心主任，研究员，硕士。"城市安全风险管理丛书"《城市舆情风险管理》主要编著者，参与编著《城市风险管理学》《超大城市智慧应急——关键基础设施安全运行的上海实践》《企业质量管理模式提炼路径》《上海品牌之都发展报告（2020）》《特殊奥运会的规范管理》《节能减排管理小组》《企业社会责任的实践》等，获中国职业安全健康协会科学技术奖二等奖，合著的《超大城市韧性建设》、参与撰写的《超大城市智慧应急》入选上海市优秀智库报告等，曾长期担任管理类期刊记者/主编，发表企业管理类稿件百余篇。

尹小贝，博士，国家注册安全工程师。同济大学城市风险管理研究院研究员，上海交通职业技术学院教师。长三角应急管理（城市运行安全专家组）、上海市应急管理局、上海水务规划设计研究院及上咨集团专家库成员。主要从事城市安全风险防控、防灾减灾、应急管理、韧性安全等相关研究工作。完成国家社会科学基金、国家自然科学基金、国家应急管理部、上海市相关委办局、相关企业相应课题80余项，参编著作3本，获批实用新型专利2项，发明专利1项。

"城市公共卫生安全风险防控丛书"
编委会

学 术 顾 问	高　福　中国科学院院士
编委会主任	王德学
总 　主　 编	钟志华　孙　阳
编委会副主任	陈啸宏　徐祖远　周延礼　李逸平　方守恩
	沈　骏　李东序　陈兰华　吴慧娟　王晋中
执行总主编	孙建平　邬惊雷

编委会成员（按姓氏音序排序）

蔡　军（上海市精神卫生中心）

蔡　军　陈秀平　盖博华　高　欣　顾春源
顾振华　胡伟国　蒋　勤　李　健　李永奎
凌建明　刘　坚　刘　军　刘中民　罗　蒙
马万经　彭少杰　沈　洁　施　骞　石　红
谭维勇　涂辉招　王跃全　魏建军　吴国柱
吴立明　武景林　项晓刚　谢　斌　谢　青
徐文停　余小萍　苑　辉　张建忠　张　林
张世翔　张兴根　张永怡　赵海磊　朱　圆

本书编委会

主　　编　孙建平

副 主 编　徐文停　苑　辉　尹小贝

编撰人员　苑　辉　尹小贝　朱国军　何凌晖

总序 PREFACE

在城市日益快速发展的背景下，我们深刻认识到，公共卫生安全风险防控已经成为现代城市安全体系中不可或缺的重要组成部分。面对突发公共卫生事件的广泛性、突发性、关联性和深远性，我们意识到，这些事件不仅危及市民的生命安全，还会对城市运行造成系统性影响，并可能在社会治理、经济发展和人民生活等各个方面引发长期风险。城市高质量发展迫切需要针对这一领域的研究和实践提出系统化、专业化、全面化的成果总结，并进行宣传推介，以满足广大人民群众和城市管理者的需求。基于这一认识，自2020年起，我们开始策划并推进"城市公共卫生安全风险防控丛书"（以下简称"丛书"）的编撰与出版工作。

立足于现实，确保城市公共卫生这一复杂系统能够有效应对各类风险，特别是具有应对城市层面系统风险的能力，是这套丛书试图回答的核心议题。丛书的初衷在于填补城市视角下公共卫生安全风险防控领域系统出版物的空白，也是希望在"十三五"国家重点图书出版物出版专项规划项目、荣获第八届中华优秀出版物奖图书奖的"城市安全风险管理丛书"的基础上，进一步拓展和深化针对城市风险治理的研究。

"城市公共卫生安全风险防控丛书"的创新之处在于其视角的拓展。我们不仅关注突发公共卫生事件的风险防控，还从更广阔的视角审视可能影响城市公共卫生体系稳定运行的风险因素。例如，丛书探讨了极端天气灾害、基础设施老化、城市运行堵点等问题如何与公共卫生安全相互交织、相互影响，这也是本套丛书的一大亮点。通过跨学科的知识融合，丛书试图打造城市层面公共卫生风险防控的知识图谱，将城市安全风险治理的理念与公共卫生安全的具体实践紧密结合，力图在理论和实践之间架起一座桥梁。

这套丛书在内容上深化了对传统公共卫生突发事件防控的理解，汇总了最新的实践经验，并关注城市化进程中涌现的新问题。它涵盖了从传染病、食品安全、灾难医学，到心理韧性、老年护理、中医药等多个领域的风险防控。丛书不仅继承了传统公共卫生危机应对的理论与实践，还创新性地融合了现代城市管理、社区治理、健康传播等新兴领域，为城市应对复杂多变的公共卫生风险提供了更为系统和全面的策略与解决方案。丛书探索了新理念、新技术和新方法的应用，全面拓展了公共卫生管理的视野，力求为城市管理者、公共卫生专家以及相关决策者提供切实可行的参考和指引，力争为未来的城市公共卫生风险治理提供理论支撑和操作框架。

丛书的编撰出版不仅仅是学术成果的汇聚，更是一个为了共同目标，多方协作、共同努力、面向未来的耕耘与探索之旅。从丛书的策划，到构建起包含13个分册的完整体系，每个编写团队的精心打磨，直至出版团队的协同审校，丛书出版的每一个环节都凝聚了许许多多人的辛勤努力和智慧。丛书的编委会成员来自城市运行管理、应急管理和公共卫生管理领域，他们共同决定了丛书的定位与核心理念。各分册的编撰团队有来自公共卫生管理、城市管理等政府部门的专家，也有来自同济大学、上海交通大学、复旦大学、上海中医药大学、华东师范大学以及全国乃至海外多所高校和研究机构的研究人员，还有上海的瑞金医院、上海市东方医院、上海市精神卫生中心等多家医疗机构的一线工作人员，这些多元化背景的团队成员使丛书的内容更加丰富。出版团队则由同济大学出版社的专业编辑组成。可以说，整个团队不仅为科研与实践经验的转化奠定了坚实的基础，也为丛书成为高质量学术出版物提供了有力保障，对丛书的顺利完成起到了重要的支撑作用。

自丛书策划以来，编委会及专家团队便积极贡献智慧、充分交流，提出了许多宝贵的意见和建议，确保了丛书的编写工作更加周密、系统、完善与全面。在此，我要特别感谢所有参与的专家、学者，感谢你们的辛勤付出和对这套丛书所做的贡献。

随着本丛书的逐步完成，我们相信，它不仅仅是对现有公共卫生风险防控理论的补充，更是推动城市公共卫生安全体系建设的重要理论工具。我们期望通过丛书的出版、发行与传播，为城市在公共卫生风险治理方面提供可借鉴的经验、科学的方法和有益的思路，为推动"健康中国"的建设，保障广大人民群众的生命安全与健康，以及城市的高质量发展起到积极作用。

在此，我谨向所有参与本丛书的编委、专家以及工作人员表示衷心的感谢！正是你们的不懈努力和执着追求，使得这一意义深远的出版项目得以顺利推进。我坚信，在大家的共同努力下，这套丛书必将成为推动城市公共卫生安全风险防控理论研究和实践应用的最新重要成果。

中国职业安全健康协会党委书记、理事长

2025年2月

前言 FOREWORD

一个国家公共卫生发展水平直接关系人民的健康。党的二十大报告提出了"推进健康中国建设",如何实现"健康中国",是一个必须认真回答的时代课题。

城市带来了人的集聚,2023年我国常住人口城镇化率为66.16%。在新型城镇化建设的道路上,保证人民健康是基本目标。城市有其固有特征,城市的空间特征和社会特征,决定了突发公共卫生事件可能会对城市安全造成系统性的影响。在人类历史上,城市的发展既体现了文明的水平,也体现了公共卫生发展的水平。

历史上的城市多次受到传染病的侵害。一些著名的城市在传染病、战争等多种因素的影响下衰落,但是也有城市在传染病侵害后浴火重生。关于公共卫生的研究和实践,正是从这一次次的冲击中,在一次次无奈中,倔强地发展起来,并结出累累硕果。这些探索和努力的故事,在中国历史乃至世界历史上反复上演。踏入21世纪,人们认为人类进入了"城市千年",是发展的机遇,也有发展的挑战。从全球范围看,城市人口比例早已超过50%,世界各国交往密切,人口流动频繁,公共卫生事件经常首先在城市暴发,也往往是全球事件。

今天,城市面临的公共卫生风险具有新特征。城市的规模和城市的复杂性,决定了突发公共卫生事件对城市造成的影响是系统的、全面的,甚至是持续的。在极端事件冲击下,城市安全运行面临巨大的不确定性挑战和全局性挑战。如何在应对突发公共卫生事件的同时,在未知、多变的外部环境中,乃至在各类资源"紧平衡"的状态下,保持城市运行安全,需要法治保障和制度建设,也需要强化能力建设,这正是本书努力探讨的问题。本书从组织保障、关键基础设施运行保障、交通运行保障、关键资源保障、基层治理、社会动员和风险沟通等角度阐述了城市在遭遇重大突发公共卫生事件冲击下保持韧性的路径与方法,对健全城市安全预防体系、强化极端情况下城市基本运行保障体系、提高防灾减灾救灾能力具有重要意义。

公共卫生事件的挑战不会消失,它始终客观存在,这是人类无法改变的,但是,我们的能力和行动,决定了可以将风险的危害和影响控制在何等程度。从城市视角思考公共卫生风险,绝不局限于我国《突发事件应对法》界定的突发公共卫生事件。我们的出发点始终是城市的总体安全、总体有序，所以本书思考和回答问题的内在逻辑始终围绕城市的运行安全，即认为公共卫生事件是城市运行可能面临的诸多复杂挑战中的一种。在这种情况下，我们应该关心什么，抓住什么？在极端情况下，首先要考虑什么？我们还要看到，在城市复杂的空间结构和现实场景中，各类自然灾害、安全事故等都可能对城市公共卫生体系造成冲击，将公共卫生系统作为城市风险挑战下的基础性"子系统"，是一次次公共卫生事件给我们的启发。

在编撰的过程中，我们深知每一次公共卫生风险挑战都不同，但是从城市运行的基本逻辑出发，就能找到破题的关键，找到风险治理的框架，在充满不确定的"迷雾"中，找到基本路径，从而多一份笃定。

本书是集体智慧，也是对城市风险管理一贯研究的积累与总结。在此，感谢长期支持城市风险管理研究的专家和朋友们，感谢编撰团队的努力和出版团队的辛勤工作。城市风险的研究方法有其特殊性，离不开各个学科知识的大融合，离不开实践中的发现和检验。"操千曲而后晓声，观千剑而后识器"，只有在一个开放的、融合的平台上，汇聚各方力量，碰撞思想火花，才能发现识别风险，治理风险。希望未来，更多的研究者关注城市风险管理，让我们生活的城市更安全，更美好。

孙建平

2024 年 12 月

目录 CONTENTS

总序

前言

001	**第1章 绪论：城市发展历史与公共卫生**	
001	1.1 公共卫生与突发公共卫生事件的概念	
001		1.1.1 狭义公共卫生概念与广义公共卫生概念
002		1.1.2 世界公共卫生体系发展概况
003		1.1.3 我国现代公共卫生体系发展概况
005		1.1.4 突发公共卫生事件概念
006	1.2 城市文明发展与公共卫生事件的"博弈"	
006		1.2.1 早期城市发展与传染病暴发
009		1.2.2 欧洲中世纪与中国唐宋以来城市与传染病暴发
015		1.2.3 近代城市发展与公共卫生事件的挑战
016	1.3 现当代城市面临公共卫生事件新挑战	
017		1.3.1 新发传染病挑战
018		1.3.2 公共卫生事件类型多、危害大
020		1.3.3 全球化程度加剧引发新的传播风险
021		1.3.4 不同城市类型面临复杂公共卫生风险
024		1.3.5 其他自然灾害和安全事故对公共卫生体系产生冲击
027	**第2章 公共卫生事件与城市安全风险防控能力建设**	
028	2.1 城市公共卫生安全风险防控体系建设总体框架	
028		2.1.1 城市应对突发公共卫生事件能力短板
029		2.1.2 城市重大公共卫生风险防控体系的三个视角
030		2.1.3 城市重大公共卫生风险防控体系的三个能力
031		2.1.4 城市重大公共卫生风险防控体系的三个机制
032		2.1.5 城市重大公共卫生风险防控体系的三个保障

033	2.2	从公共卫生风险防控看城市风险治理优化
033		2.2.1 基层组织能力再提升
034		2.2.2 党建工作基础再夯实
035		2.2.3 评估评价工作再完善
036		2.2.4 "多元共治"水平再提高
039		2.2.5 韧性能力建设再落实

041　第 3 章　公共卫生事件挑战下城市运行安全的组织保障

042	3.1	依法依规为突发公共卫生事件应对提供组织保障
042		3.1.1 突发事件应对从条线管理走向协同管理
045		3.1.2 突发公共卫生事件应对法制、体制日趋完善
052	3.2	组织保障的主要原则与内容
052		3.2.1 指挥体系
054		3.2.2 协作体系
058		3.2.3 社会参与体系
060		3.2.4 应急救援队伍建设
063		3.2.5 专业支持体系
064		3.2.6 信息流转和共享体系

068　第 4 章　公共卫生事件与城市关键基础设施功能韧性建设

068	4.1	关键基础设施运行安全在公共卫生事件中面临的主要挑战
068		4.1.1 基础设施运行安全影响公共卫生安全
070		4.1.2 公共卫生事件对基础设施运行安全的冲击
072	4.2	关键基础设施韧性能力建设的思路
072		4.2.1 免疫力：基础设施的基本防御能力
073		4.2.2 治愈力：有效控制风险损失的能力
074		4.2.3 恢复力：应急处置，全面恢复

目录 CONTENTS

075		4.2.4 公共卫生事件过程中基础设施韧性的关键点
076	4.3	关键基础设施韧性能力建设的路径
076		4.3.1 加强数字化技术应用
078		4.3.2 加强"平急两用"公共基础设施建设
079		4.3.3 把握好四个关键
083	4.4	面向重大传染病事件的关键基础设施韧性建设——以交通为例
083		4.4.1 上海韧性交通建设的基础、要求与挑战
086		4.4.2 韧性交通及其功能表现与实现路径
087		4.4.3 重大传染病事件对交通规划及民众出行方式的影响
088		4.4.4 面向传染病防控的韧性城市交通系统特征分析

089	**第 5 章**	**公共卫生风险挑战下的关键资源保障**
089	5.1	关键资源的概念
090	5.2	直面市民生活：关键生活保障
090		5.2.1 关键生活保障的资源需求
093		5.2.2 关键防疫资源的保障机制与思考
097		5.2.3 关键就医资源的保障机制与思考
101		5.2.4 关键生活资源的保障机制与思考
104		5.2.5 关键保障资源的保障机制与思考
106	5.3	支撑城市运行：关键生产保障
106		5.3.1 关键生产保障的供应链系统
107		5.3.2 关键生产保障供应链体系构建

111	**第 6 章**	**公共卫生事件挑战下的基层治理**
111	6.1	突发公共卫生事件冲击下城市基层治理背景和意义
113	6.2	突发公共卫生事件冲击下城市基层治理体系分析
113		6.2.1 基层治理理论分析

116		6.2.2 基层治理目标分析
117		6.2.3 基层治理需求分析
118		6.2.4 基层治理范围分析
119	**6.3**	**突发公共卫生事件冲击下城市基层治理挑战**
119		6.3.1 防控资源配置不足
120		6.3.2 社区管理水平不高
121		6.3.3 多元协同治理不畅
122		6.3.4 科技防控抓手不够
123	**6.4**	**突发公共卫生事件冲击下城市基层治理启示**
123		6.4.1 政府主导进一步强化
124		6.4.2 保供保医落地基层
125		6.4.3 多元共治在基层有效实施
126		6.4.4 精准治理注重基层场景
127		6.4.5 科技赋能：轻量、高效
128	**6.5**	**突发公共卫生事件冲击下城市基层治理实践**
128		6.5.1 北京基层社区治理共同体实践探索
129		6.5.2 上海基层社区精细化防控实践探索
130		6.5.3 广州基层社区全方位防控实践探索
131		6.5.4 深圳三位一体共筑基层社区防控网
132	**6.6**	**小结**

134	**第 7 章**	**公共卫生事件挑战下的社会动员**
135	7.1	突发公共卫生事件冲击下社会动员的背景与意义
135		7.1.1 突发公共卫生事件冲击下社会动员的时代背景
136		7.1.2 突发公共卫生事件冲击下社会动员的重要意义
136	7.2	突发公共卫生事件冲击下社会动员的研究现状
136		7.2.1 社会动员理论研究

137		7.2.2	社会动员机制研究
138		7.2.3	社会动员实践研究
139		7.2.4	社会动员趋势研究
140		7.2.5	社会动员体系研究
141	7.3	**我国突发公共卫生事件冲击下社会动员基础与挑战**	
141		7.3.1	突发公共卫生事件冲击下社会动员基础
142		7.3.2	突发公共卫生事件冲击下社会动员挑战
143	7.4	**突发公共卫生事件冲击下社会动员优化路径**	
143		7.4.1	完善应急物资保障机制
144		7.4.2	加强组织领导能力建设
144		7.4.3	加强应急宣传教育能力
144		7.4.4	完善社会动员法律法规
145	7.5	**突发公共卫生事件冲击下社会动员实践**	
145		7.5.1	多层治理下的广佛地区社会动员实践
146		7.5.2	整体性社会动员机制的武汉实践模式
146	7.6	**小结**	

148	**第 8 章**	**公共卫生事件舆情引导**	
148	8.1	**突发公共卫生事件中舆论引导的必要性**	
149		8.1.1	突发事件特性决定其易滋生谣言
149		8.1.2	突发事件中，受众心理复杂为谣言滋生提供了发酵土壤
150		8.1.3	新的媒介环境降低了谣言的生成和传播成本
150		8.1.4	突发公共卫生事件中的常见谣言
152	8.2	**突发事件舆论引导的法律支撑**	
152		8.2.1	突发事件信息发布和舆论引导需要系统法律支持
153		8.2.2	信息发布制度保障了真实信息供给

154		8.2.3 畅通各类信息渠道，确保真实、准确、有用的信息引导公众
155	**8.3**	**公共卫生事件舆情引导主要做法**
155		8.3.1 公共卫生事件需要充分的风险沟通
156		8.3.2 全面落实新闻发布制度
157		8.3.3 提高各类主体能动性，增强政府、媒体、平台协同性
159		8.3.4 关注公共卫生事件中的公众情绪
160		8.3.5 信息发布与信息服务相结合
161		8.3.6 多主体联动运用大数据技术识别谣言、防控谣言
162		8.3.7 提高公众媒介素养，减少虚假信息对公众的影响

第 1 章
绪论：城市发展历史与公共卫生

城市是人口和产业集聚的重要场所。突发公共卫生事件对城市的影响是多方面的，特别是传染病集中暴发，不仅危及公众生命健康，对城市运行也会产生多方面影响，破坏生产生活的有序运行，在极端情况下还会对城市发展产生系统性的深刻影响。

在世界城市发展史上，大规模的传染病暴发对城市空间格局、基础设施建设水平、城市综合治理能力均产生过深远影响。在一定程度上，人类一次次与各类公共卫生事件斗争，特别是与各类传染病斗争的经历沉淀在城市建设、城市管理、城市生活的基因里。在一次次与公共卫生事件的博弈中，城市治理水平逐步提升，并影响着今天的城市。正如简·雅各布斯（Jane Jacobs）在《美国大城市的死与生》（*The Death Life of Great American Cities*）一书中所写："城市曾经是疾病的最无助和凄惨的受害者，但是它们后来成了面对疾病的最大的战胜者。"

今天人们对公共卫生事件有了更清晰的认识，公共卫生事件应对能力有了突飞猛进的发展，日渐形成系统的公共卫生事件应对体系和方法。

1.1 公共卫生与突发公共卫生事件的概念

1.1.1 狭义公共卫生概念与广义公共卫生概念

公共卫生是一个现代概念，公共卫生的实施水平受限于时代的医学诊疗水平，也受限于社会的组织协同运行能力,一般认为公共卫生事件是一个社会问题而非单纯卫生技术问题。

人类大型定居点的形成极大地加快了疾病的传播。这是因为人口密集度的上升以及居住环境的紧密联系,为疾病的扩散创造了更为便捷的条件。与此同时,人的集聚和社会进步也推动了公共卫生服务的进步。

公共卫生事业快速发展,是国家发展现代文明的重要标志。现代文明之下,人类才孕育出体系化的、科学化的公共卫生事业。对于一个现代国家而言,保护并促进民众的健康与福利被认为是其最重要的职能之一。这一职能体现为基于政治、经济、社会及伦理考量的公共政策。[1]

一般而言,公共卫生的概念有广义和狭义之分。

狭义的公共卫生指疾病的预防控制,它的理论基础是生物学与行为学,并以流行病学为支撑学科,主要研究传染病的三环节两因素、慢性病的危险因素,以及通过高危人群策略和全人群策略解决疾病及其防治问题。[2]

广义的公共卫生以促进人群的全面健康为目的,是人群健康的基石,它的理论基础主要是社会学和公共卫生学,并通过多学科的共同支撑获取多方位的证据,主要关注卫生公平性、卫生政策和环境影响,通过制定公共政策,使得公众获得长期的、根本性的健康收益。[3]

2003年全国卫生工作会议对我国公共卫生下了定义:"公共卫生就是组织社会共同努力,改善环境卫生条件,预防控制传染病和其他疾病流行,培养良好卫生习惯和文明生活方式,提供医疗服务,达到预防疾病、促进人民身体健康的目的。"[4]

1.1.2 世界公共卫生体系发展概况

现代意义上的公共卫生大约在19世纪末到20世纪三四十年代初具雏形。这主要得益于科技的发展,以及与之配套的法律法规体系的构建。

1. *人类战胜传染病的能力提升,学科分类日益细致*

随着医学的发展,人类预防各类传染病的能力有了显著提升。19世纪末20世纪初,人类在战胜天花、霍乱、鼠疫、白喉、疟疾等传染病方面取得重大成果,环境卫生、职业卫生、营养与食品卫生、妇幼和青少年卫生等各个领域的研究成果也迅速积累,人类发展并逐渐掌握了系统的公共卫生学理论及人群预防措施。

人们对于治疗多种传染病日渐形成前所未有的自信,很多困扰人类长达千年的疾病被各个攻破,一些传染病逐渐消失,人们感受到了"消失的疾病"带来的幸福感和安全感。

19世纪到20世纪，公共卫生逐步构建了相对完整的学科体系，基本明确了研究范畴。包括：研究疾病在人群中的分布情况、疾病的起因以及流行病的控制策略的流行病学；环境因素对人类健康的影响的学科，如水质、空气质量以及土壤污染等；职场环境对员工健康的影响，以及如何预防职业病的职业健康安全研究；涉及健康政策的制定、执行以及健康服务管理，健康政策与管理研究；研究社会、文化和行为因素如何影响健康状况和健康行为的相关学科。

2. 公共卫生属性日益明确，政策、法律体系日益完备

人们认识到个体的健康问题很大程度上取决于公共问题，具有显著的外部性特征。19世纪末，不少国家开始明确强调政府有责任为公众提供基本医疗和卫生服务，而且学科的发展为成立更为系统、专业的公共卫生管理部门奠定了基础。1892年，在纽约市，细菌学领域的新知识第一次被真正应用于公共卫生防控实践。当时由于汉堡霍乱的流行，纽约市卫生局成立了一个专门研究细菌学和消毒的部门。[5]此后，许多国家建立了公共卫生部门，专门负责监控和预防疾病的传播。

20世纪初是欧美国家制定有关卫生方面的社会政策和立法的重要且密集的时期。其间，美国出台了大量的公共卫生法规；1908年，德国公共卫生协会成立；1924年，法国成立了全国社会卫生办公室，作为防治结核病的机构。总体来看，不少国家特别是发达国家在20世纪初已经开始全面建立公共卫生体系。

20世纪20年代初美国耶鲁大学查尔斯·温斯洛（C. E. A. Winslow）教授提出"公共卫生是一门预防疾病、延长寿命、增进身心健康与效率的科学与艺术；是通过有组织的社会努力预防疾病、延长寿命、促进健康和效率的科学和实践。有组织的社会努力包括改善环境卫生状况、控制传染病、教育公众保持个人卫生、组织基本医疗和护理服务、提供早期诊断和治疗、发展有效的社会机制以保证每个人拥有足以维持其健康的生活水准，使得每个居民享有健康和长寿权利"。[6]世界卫生组织（World Health Organization，WHO）在1952年采纳了温斯洛教授对公共卫生的定义。

从城市的角度看，由于公共卫生理论的发展，人类可以更好地规划城市的空间结构，改善环境，降低城市环境中蕴含的公共卫生风险，加之公共卫生体系的完善，城市就意味着拥有更好的医疗条件与更健康的生活环境。"城市让生活更美好"在公共卫生体系建立后，有了更具象化的表现。

1.1.3 我国现代公共卫生体系发展概况

19世纪末到20世纪初，我国公共卫生事业虽然已有开展，但大多呈现区域化特点，而且几经中断。19世纪末，上海租界在组织机构、硬件设施、法规制度和技术保

障等方面，建立了相对完善的近代公共卫生系统。随着地方自治运动的兴起和发展，自20世纪初起，上海华界开始效法租界，将租界在市政建设、卫生管理和法规建设等方面的制度，照搬移植，并在食品检疫、预防传染病等方面与租界有着密切联系与合作[7]。1928年北平市卫生局成立后，将公共卫生事务所改名为第一特别卫生区事借以增进人民健康。[8]

中华人民共和国成立以后，我国开始系统建立公共卫生体系，并逐步完善。

1953年初步建立的中国疾病预防控制体系，是以计划免疫与爱国卫生运动为特色，以卫生防疫站为依托，以流行病学与五大卫生体系（食品卫生、劳动职业卫生、环境卫生、学校卫生和放射卫生）为主体，以疾病预防控制与卫生监督为支撑，以生物医学模式为特征的疾控体系[9]，在较短时间内实现了广覆盖、低投入、效果好的目标，构建了我国公共卫生事业的雏形。这一时期广泛开展的全民爱国卫生运动，有效控制了鼠疫、霍乱等急性传染病，降低了伤寒等肠道传染病，疟疾、登革热等虫媒传染病以及血吸虫病和寄生虫病的传播风险。

改革开放以来，我国公共卫生服务体系基本形成，且专业机构完备、覆盖面广。全国医疗卫生机构（包含医院、基层医疗机构、专业公共卫生机构）由1978年的17万个大幅增长到2020年的102.3万个。专业覆盖疾病预防控制、健康教育、妇幼保健、精神卫生防治、应急救治、采供血和卫生监督等。

2003年SARS之后，政府加大了对公共卫生体系建设的决心和行动，我国公共卫生服务体系建设得到了显著加强，特别是在疾病预防控制方面加大了投入。2006年，卫生部组建预防控制局和卫生监督局，"国家、省、市、县"四级疾病预防控制体系和卫生监督体系基本建立[10]。2009年，《中共中央 国务院关于深化医药卫生体制改革的意见》提出全面加强公共卫生服务体系建设，国家对公共卫生体系的构成、功能定位以及发展方向提出了具体要求。深化医药卫生体制改革以来，公共卫生服务体系建设得到大力推进，国家基本公共卫生服务项目和重大公共卫生服务项目全面实施，公共卫生服务和突发事件卫生应急处置能力不断增强，基本公共卫生服务均等化水平不断提高，公共卫生服务体系建设取得明显效果[11]。

统计显示，到2020年城乡居民免费享受的基本公共卫生服务项目为12类，项目内容覆盖居民生命的全过程。持续实施脑卒中、心血管疾病高危筛查，口腔疾病综合干预和癌症早诊早治等项目，慢性病防控效果显著增强。主要传染性疾病得到有效遏制。通过提升免疫规划疫苗接种率，中国在2000年消灭了脊髓灰质炎，在2012年消除了新生儿破伤风，在2020年消除了疟疾，2021年被世界卫生组织认证为无疟疾国家。艾滋病整体疫情控制在低流行水平，结核病成功治疗率保持在90%以上。[12]

1.1.4 突发公共卫生事件概念

一个国家公共卫生的发展水平，决定了其在突发公共卫生事件出现时的应对能力和应对效果。每一次公共卫生事件都能给社会发展以启发，促进公共卫生管理水平的提升。

2003年5月7日，国务院常务会议通过《突发公共卫生事件应急条例》(2003年5月9日公布实施)。《突发公共卫生事件应急条例》规定："突发公共卫生事件，是指突然发生，造成或者可能造成社会公众健康严重损害的重大传染病疫情、群体性不明原因疾病、重大食物和职业中毒以及其他严重影响公众健康的事件。"

按成因和性质，一般将突发公共卫生事件分为传染病事件、突发中毒事件、环境因素事件、群体性不明原因疾病、预防接种与服药事件、医源性感染事件、放射事件、高温中暑事件以及其他公共卫生事件。[13] 总体看，具有突发性、公共性以及与人民生命健康安全相关的事件都可以称为突发公共卫生事件。

从这一定义可以发现，突发公共卫生事件具有以下特征。

（1）突发性和不可预见性：这类事件通常是突然发生的，往往在短时间内迅速演变，给预防和应对带来极大挑战。其不可预见性要求公共卫生系统必须具备高度的警觉性和快速响应能力。

（2）严重性和紧迫性：突发公共卫生事件造成的不是分散的、个别人群的健康危害，而是可能对社会公众造成的群体性的、大范围的健康危害，严重者甚至威胁生命安全。这要求应对措施必须迅速而有效，以最小化损害。

（3）广泛性和社会影响：这类事件的影响范围通常不限于特定区域或群体，其影响可以迅速扩散到更广泛的社会层面，包括经济、政治和文化等多个方面。因此，公共卫生事件的管理和应对通常需要跨部门、跨领域的合作。

（4）多样性和复杂性：突发公共卫生事件的类型多样，包括重大传染病疫情、群体性不明原因疾病、重大食物和职业中毒等，每种类型的事件都有其特定产生原因、扩散途径、影响因素和防控措施，增加了应对的复杂性。

（5）信息敏感性：随着社交媒体和网络通信技术的发展，与公共卫生事件相关的信息（无论是官方消息还是谣言）的传播速度极快，这对事件的管理和控制提出了新的挑战。正确、及时的信息发布和舆情管理成为关键。

突发公共卫生事件不仅仅是医疗卫生领域的问题，还是社会治理、国际合作和信息科技应用等多个领域所面临的综合挑战。因此，其有效应对不仅需要强大的公共卫生系统和应急机制，还需要社会各界的广泛参与和国际社会的协作。

1.2　城市文明发展与公共卫生事件的"博弈"

虽然公共卫生是一个现代社会的概念，但是不可否认的是，在古代社会，特别是在古代城市，公共卫生就对人们的社会生活产生过深刻的影响。人类也从未停止对公共卫生安全或者说对公共健康的追求。

城市是人的集聚地。公共卫生问题与人口数量、人口密度、互动频率高度相关。公共卫生作为世界性问题，也是典型的城市问题。或者说在城市出现后，健康领域的"公共"特性才有了讨论的基础。

世界城市史始终伴随着各种公共卫生事件对城市发展的影响，特别是在古代，传染病的影响尤为突出。传染病（communicable diseases）是指在病原微生物、寄生虫等感染人体后产生的有传染性、在一定条件下可造成流行的疾病。按照今天的共识，传染病暴发是一种典型的公共卫生事件。传染病的暴发抑制了城市的发展，而人类与传染病的长期斗争也推动了城市进步。传染病传播有三个必要因素：传染源、传播途径和人群易感性。城邦或者城市的出现，加速了传染病的暴发；但是在一定程度上，疾病的暴发促使城市加大基础设施建设，并推动公共卫生体系的探索与建立。在城市发展和公众健康提升过程中，这一对矛盾始终处于动态变化中。

1.2.1　早期城市发展与传染病暴发

传染病是最古老的"公共卫生事件"，在人类文明的早期，就有多次传染病暴发的记录。每一种古典文明的走向或多或少都受到传染病的影响。农业对自然环境的改变、人口的集聚、人口流动、战争爆发、对疾病缺乏足够了解，以及城市（城邦、城邑等）的发展都在其中扮演了重要角色。

那些缺乏有效卫生设施和公共卫生措施的古代城市，为传染病的传播提供了温床。密集的居住环境增加了人与人之间的接触频率，有限的清洁水源和不足的废物处理系统进一步加剧了传染病的传播风险。此外，城市、城邦作为贸易中心，不仅推动了商品流通，也为传染病的扩散提供了更便利的条件。商人、旅行者以及货物运输将传染病从一个区域传播到另一个区域，对那些与外界有频繁联系的主要城市和港口城市而言，传染病的挑战尤为严重。

1.2.1.1　早期西方城市排水设施的建设

在世界各国的古代文明中都发现了与公共卫生有关的活动迹象。人们修建排水设施，在一定程度上降低了传染病风险。例如，在世界上最早的城市文明之一印度河流域的摩亨朱-达罗以及旁遮普的哈拉帕遗址,出土的建筑中经常可见浴室及排水系统,且可见铺平的宽阔街道埋设了下水道[14]。

对西方文明进程有重要影响的古希腊并不是一个国家,而是多个有着共同文化认同的城邦。濒临海洋的希腊城邦,土地贫瘠不利于农业发展,主要以商业为主,基本沿袭了腓尼基人的文明发展模式。[15]相对来说,这种发展模式对自然平衡的破坏较小,由农业带来的传染病负担较小。贸易带来的巨大财富也使古希腊有能力在较早就开始了相对成熟的公共基础设施建设,使希腊城邦成为人类文明历史上的璀璨明珠。而雅典黄金时代的结束和雅典瘟疫的暴发有很大关系。希腊历史学家修昔底德(Thucydides)在《伯罗奔尼撒战争史》(*The History of Peloponnesian War*)中讲述了斯巴达人包围雅典城时,利用一种致命的接触性传染病攻击了雅典人。[16]对这场发生在公元前430年左右的瘟疫争论有很多,人们不能确定病因,也无法确定死亡的人数,但是毫无疑问的是,在战争和瘟疫后,雅典的黄金时代结束了。

古代罗马受传染病的影响更为严重。相对于古希腊,古罗马的农业文明更为发达,农业让人们定居下来从而提高了人口密度。从此人类对自然环境的改变更多,而与自然之间失衡,为家畜把疾病传染给人类创造了机会。古罗马疆域广阔,"条条大路通罗马"的辉煌时代交通便利,人口流动更为频繁,虽然罗马属于欧洲文明,但是却遭受着来自非洲病原体的威胁。罗马历史上发生过多次瘟疫,例如:公元125年罗马暴发了奥罗修斯瘟疫;公元166年暴发了安东尼瘟疫,造成了大量的人口死亡,虽然死亡人口数据难以准确记录,但一般历史研究者都将这次瘟疫视作罗马历史的一次重要转折;公元251年暴发了桔普里昂(又译为西普里安)瘟疫[17],这是一场被认为是改变西欧历史进程的瘟疫,在一定程度上促成了基督教的诞生;公元541年的查士丁尼瘟疫,持续时间长,且被认为造成了罗马帝国人口的锐减[18],对罗马帝国衰落产生了巨大影响。

不可否认的是,罗马的城市建设取得了辉煌的成就,有着相对发达的公共卫生设施。罗马帝国曾修建了最庞大的以城市供水为主要特征的水利系统。[19]庞大的下水道系统(如著名的罗马下水道)、公共浴场以及引水渠,这些设施在一定程度上让市民生活在更干净的环境中,减少了疾病的传播。但是值得注意的是,缺乏公共卫生理论支持的基础设施建设,对传染病防控的作用非常有限,甚至不合理的管道布局、公共浴场的交叉感染还可能增加传染病风险。当叠加战争的因素时,瘟疫不可避免地对罗马的衰落产生了巨大的影响。

1.2.1.2 先秦两汉时期在隔离和城市选址上的探索

从先秦到两汉,我国也发生过大规模的传染病。

先秦时期对传染病的记录不多，但是关于麻风病等传染病的描述见诸各类史料。

在罗马发生瘟疫的时代，中国也频繁发生瘟疫。特别是东汉末疾疫①流行，公元119—217 年，有记录的大疫有 12 次[20]，汉桓帝（公元 146—168 年）时期"死者相枕"等记录见诸史书。汉献帝（公元 189—220 年）时长安、洛阳城外白骨蔽野，到处都是病死之人。曹植《说疫气》记载："建安二十二年（公元 217 年），疠气流行，家家有僵尸之痛，室室有号泣之哀。或阖门而殪，或覆族而丧。"[21] 有不少研究认为，建安七子中五人死于瘟疫[22]，徐干、陈琳、应玚、刘桢和王粲均为贵胄子弟，并没有因为可能享有更好的医疗条件躲过此劫。名医张仲景在《伤寒论》的序言中自述，他家族原有两百口人，在这次疫情的十年里死去了三分之二[22]。

一般研究认为，这一时期暴发的影响较大的传染病，主要由战争、贸易交流所致，很多是外来传染病。竺可桢研究认为，这一时期也是一个重要的气候变化期，"到东汉时代即公元之初，我国天气有趋于寒冷的趋势"[23]。这一时期也是我国历史上人口锐减的时期，社会持续动荡。

秦汉时期，我国对一些传染病已有较为清晰的认识，有一定的应对能力，也有不少史料记载。

从医疗体系上看，由出土的甲骨文可知，商代已有"疾小臣"，并以巫祝之法医人。周代在天官所属设有医师，其中"上士二人、下士四人、府二人、史二人、徒二十人"，即医师，由上士二人担任，下士四人为副手，（还配有）府二人，史二人，徒二十人[24]，并已区分食医、疾医、疡医、兽医[25]，同时也形成了相关医事制度。及至秦汉，医官体系设置较之前代更为完备。汉长安除有专供皇室、贵族治病的医疗机构及太医外，官府还备有大量药物，以控制疾疫蔓延。平帝时"民疾疫者，舍空邸第，为置医药"（《汉书·平帝纪》）。此外还有民间医生为人治病。从医学成就上看，汉代已有诸如《黄帝内经》《伤寒论》的医书，对不少传染病的治疗已颇见成效。

从城市建设和管理角度，秦汉时期已经对隔离、城邑选址、公共卫生设施建设和防疫措施等进行了探索。

（1）隔离。从秦简中能看出，秦代对"疠"即麻风病已经可以进行准确诊断，已有鉴定麻风病和麻风病症状的详细记载，在涉及如何处置麻风病人的法律文献中，提到了隔离区。《睡虎地秦墓竹简》中有记载："城旦、鬼薪疠，何论？当迁疠迁所。"[26]

（2）城邑选址。人类到近代才了解蚊子和疟疾传播的关系。在中国，古人虽然

---

① 中国古代文献中对传染病主要称之为疫、疾等。

不知道携带疟原虫的蚊子是疟疾病原,但是却能凭直觉意识到潮湿地界多疟疾,从而保持对"卑湿"环境的警觉,并在城邑选址上常远离此类地区。加之先秦时期的城市主要体现为"政治性城市",政治和军事职能始终处于核心地位。[27]这在一定程度上,决定了城邑的选址,有较强的主动性。例如,《汉书》记载:"襄邑宋地,本承匡襄陵乡也。……秦始皇以承匡卑湿,故徙县于襄陵,谓之襄邑。"

（3）公共卫生设施建设。城市人口密集,疾疫时有发生,汉代对城市公共卫生设施已有探索,除宫殿、园林建筑外,大、中城市街道两旁均有通水的水沟,地下埋有陶制下水管道[28]。如《三辅黄图》中"砻石沟渠"的通水排污系统,汉灵帝时洒道用的"翻车渴乌"。"翻车,设机车以引水。渴乌,为曲筒,以气引水上也。"[29]这些设施设备,都能有效改善城邑的卫生状况。总体看,行政型城市主导了当时的城市文明,首都的宫殿在空间上占了很大比例,城市的环境和卫生受到统治者的重视。

（4）防疫措施。研究显示,秦国已有类似今天边境防疫的举措,如由《睡虎地秦简·法律答问》可知,当时的人们已经认识到动物身上携带的寄生虫容易传播疾病,并采用烟熏方法进行消毒:"者（诸）侯客来者,以火炎其衡厄（轭）,炎之可（何）？当者（诸）侯不治骚马,骚马虫皆丽衡厄（轭）鞅辕,是以炎之。"[30]这种消毒措施是在长期的农业生产中,人们逐渐总结出的防病措施。东汉也曾出现政府组织的为患者施药和统一处理尸体等措施,以遏制传染病扩散。但随着社会日益动荡,这些措施并没有推广,取得的效果也很有限。

今天人们惊叹中国古代医学的"早慧",对疾病的认识到汉代已经具有相对完备的系统性,文献中也可以找到应对传染病的行政措施,但因战乱、信息传播的各种阻滞、行政能力的低下,很难保证这些举措在当时能够被推广。也有很多举措,在历史上反复失传,又反复被重新发现。这种现象几乎到近现代才得以改变。

1.2.2　欧洲中世纪与中国唐宋以来城市与传染病暴发

1.2.2.1　欧洲城市传染病暴发和防控探索

中世纪欧洲城镇人口经历了一次快速增加。中世纪大小战争频发,在诸多因素影响下,中世纪欧洲城镇多有清晰的边界,这种空间结构,决定了城市所能容纳的人口是有限的。13世纪的前半期是欧洲经济扩张时期,人口数量较12世纪翻了近一倍[31],城市化快速推进,人口超过15 000人的城镇数成倍增加。

在这些城镇中,住房拥挤不堪且卫生条件极差。一方面,空间结构的局限和突然增长的人口,导致许多公共卫生问题的发生;另一方面,很多生活在城镇的人,还保持了乡村的生活习惯,他们在城市中圈养大大小小的动物,这些动物所产生的粪便被随意堆放，街道长期未铺设路面，各种垃圾和污物堆放在那里。[32] 显然，城市污水、垃圾以及被污染的水源给市民健康带来挑战。很多研究都认为，欧洲中世纪的黑死病和当时城市发展有很大关系。

历史上，鼠疫多次暴发。一般认为，欧洲历史上的黑死病可能是腺鼠疫。鼠疫的传播与城市公共卫生环境有密切关系，跳蚤等是鼠疫传播的媒介。最为著名的一次黑死病暴发大约始于1347年，时间跨度是1347年末到1350年甚至1351年[33]（亦有研究认为到1353年）。人们从人口密集的城镇逃往乡村，试图躲避瘟疫，但瘟疫还是造成了巨大的损失。对于这次黑死病暴发导致的死亡人数很难统计，例如估计意大利当时的人口有1 100万，死亡人数有500万。还有估算认为，这次黑死病在欧洲导致了1/3以上或2 500万人以上的人口死亡。后来黑死病多次袭击欧洲社会，到了17世纪，在1613—1666年间由于战争等因素影响，鼠疫再次席卷北欧和南欧，尤其是对意大利的发展造成了严重阻碍。[34] 黑死病对欧洲的发展影响深远，欧洲政治经济文化的走向，或多或少都受到了黑死病的影响。

中世纪，当瘟疫（如黑死病）在欧洲广泛传播时，一些城市开始实施隔离措施，建立隔离病房来控制疾病的传播。"隔离"的英文"quarantine"一词来自意大利语的"quaranta giorni"，意为"四十天"。这个术语的起源与中世纪时期的一项具体做法有关：为了防止传染病，特别是黑死病的传播，许多欧洲城市规定所有即将到达的船只必须在港口外等待40天。这一时间被认为足够长，可以确保船上没有疾病。这一措施在欧洲被推广，到了17世纪，隔离政策已经成为不少国家应对传染病的公共政策。

通过这种方式，人们希望能够阻断疾病的传播链，保护城市免受疫病侵袭。这些措施可以视为早期的公共卫生防控实践，尽管它们的效果有限，但体现了对公共健康问题的重视。后来人们通过建立隔离医院来阻止传染病的传播。威尼斯的第一座隔离医院于1423年建成，这主要是因为威尼斯是连接西欧和东方世界的贸易中心，较早地意识到隔离医院对防控传染病的作用。在约60年后，威尼斯又建立了第二座隔离医院。[34]

1.2.2.2　唐宋以来城市发展与传染病防控

从唐宋到明清时期，虽然中国是典型的农业社会，但以工商业为主导的城镇也逐渐发展起来，城镇数量逐步增长，政府行政能力逐步增强，对各类疫病的认识和防控能力都有了系统性的提升。

1. 唐代医疗水平提升和城市特点对瘟疫控制的作用

《新唐书》《旧唐书》《资治通鉴》等史料中记载发生在唐代（公元618—907

年）的疫情约有 31 次[35]，其中自然灾害后的疫病、军队中的疫情记载较多。

唐代城市分为中央都城、州城、县城三级[36]，长安城是当时世界上最大的城市之一，长安城内人口数量据推定从五十万到一百七八十万不等。[37]

长安城有大量排水沟是明沟。这是蚊子原虫的温床，为疟疾的传播提供了条件。有关长安城居者患疟的记载很多，唐高宗时期关于两京疟疾流行的记录也有不少，例如：咸亨四年（673 年）高宗曾经患疟，玄宗也曾患疟疾；[38] 唐肃宗时期高力士曾经"逃疟功臣阁下"。唐诗中也有很多关于疟疾的记录[39]。但是，唐代史料中关于全国范围以及长安城内发生大规模瘟疫的记载比较少，这可能有史料缺失的原因，然而不可否认的是，唐代医疗水平提升和一些城市管理的措施对控制传染病暴发发挥了一定作用。

一是唐代在医学领域有显著的发展，《千金要方》和《千金翼方》由著名医学家孙思邈编纂，这两部医书系统地总结了前代的医学知识，对后世的医学发展产生了重要影响。此外，《外台秘要》等医书的编撰，对医学领域的发展也作出了贡献。从发展成就上看，唐代医学教育开始分科，唐代官方一级分科与二级分科数目合并共有 8 科；宋代医学教育分科见诸史籍的有 13 科之多，常设者 9 科；元代增设为 13 科，后又很快调整为 10 科；到清同治五年（1866 年）只剩下 5 科[40]。这些从侧面反映了唐宋医学成就的发展。

二是我国已开始形成相对完备的官方医疗机构和医学教育体系，提高了应对各类疾病的能力。唐代官方医疗机构除了尚药局、太医署和地方医学博士、医学生之外，尚有兽医系统、军队医疗机构、官办病坊等。医学官方教育机构、寺观教育、师徒传授（包括家学），一起组成了唐代的医学教育体系。《大唐六典》卷一四"太医署"条："医师、针师、按摩师、禁咒师，皆有博士以教之。其考试登用，如国子监之法。……博士月一试，太医令丞季一试，太常丞年终总试，若业术过于现任官者，即听补替，其在学九年无成者，退从本色。"寺庙和道观往往也教授医学知识；更为普遍的还是师徒传授，无论官方还是民间，师徒传授和家学传承都十分普遍。[41]

三是在长安城市建设中"居高避湿"的观念较为流行，这一观念影响了当时其他许多城市和后世城市的建设，对于防治疟疾等传染病有一定功效。

四是长安城采取坊市制，城区功能较为清晰，对人员流动的限制也相对较多，这样的空间结构，在客观上可以减少传染病风险。

五是"长安城乡"的一体化特征明显，周边乡村提供了人力、物力，资源在城乡之间频繁地流转与交换[42]。这样的结构对于排污处理更为便利。研究表明，早在唐代，粪便已被视作一种有价商品，《朝野金载》补辑记录："少府监裴匪舒奏卖苑中官马粪,岁得钱二十万贯。 刘仁轨曰:恐后代称唐家卖马粪。"当粪便作为一种肥料被广泛利用时,城市的清洁工作就能更有效地开展,这种做法在减少环境污染和防控传染病方面发挥了重要作用。

2. 宋代疫病概况和应对疫病能力的提升

宋代是中国历史上城市文明高度繁荣的时期,有学者根据《元丰九域志》中的记载统计,北宋人口达到 50 万左右的城市有 40 多个,宋徽宗崇宁年间又增加到 50 多个。 同时期,威尼斯和巴黎约有 10 万居民,而北宋首都开封就已经拥有 100 万人口,南宋首都临安的城市人口则达到 150 万[43]。 而且随着社会商品经济的发展和工商业的日趋繁盛,从唐代末期至北宋前期,封闭式的坊市制逐渐被开放式的街巷制所取代。 除了空间结构上更开放,《东京梦华录》中还有大量的夜市记载,人们活动的时间更充沛。 人员流动频繁,贸易往来繁盛。 从传染病的角度,上述情形均增加了疾病的传播风险,但从现有史料看,宋代并未留下像"黑死病"那样影响深远的传染病记录。

宋代有大量瘟疫暴发的记录,而且是较为精准和细致的记录,这也反映了当时行政能力的发展。 从现存历史记录上看,人口的增加、自然灾害、贸易交流、战争、南方的开发等造成疫病多次暴发。

研究表明,在两宋约 319 年的历史中,约发生了 293 次疫病。 其中,自然灾害引发的疫病在宋代多次发生和流行,文献中直接用"水疫""震疫""旱疫""火疫""饥疫"等名称来称呼这类情况[44],现有研究统计表明发生了 70 次左右疫病。 宋辽、宋夏、宋交(阯)、宋蕃、宋金、宋蒙(元)之间发生的战争,使得军中和边境地区疫病流行的次数超越了前代,约发生了 21 次。 宋代对南方的开发和拓边活动,使得瘴疫多次发生和流行,规模较大者约有 29 次,南方多瘴气甚至成为一种集体记忆流传久远。 此外,宋代对牲畜疫病的流行也有记录,约发生了 13 次传染性较强的疾病[45]。

综合对比看,生活空间、生活方式在较短时间内变化所引发的疫病增多,是宋代出现的新变化。

大量史料反映,宋代也是中央政府和社会力量积极参与救疗疫病患者,并取得显著成效的时期,除了传承唐代以来的一些举措外,在应对瘟疫方面,宋政府在医学领域采取了派医诊治、赐药颁方、掩埋尸体和公布医方等措施[45]。

从这些记录看,宋代在应对疫病方面,采取的是"多管齐下"的综合措施,逐渐形成体系化的应对措施,从一个侧面反映了宋代社会文明的发展与成就。 这些应对疫病的举措,得到了较好传承。

3. 明清疫病概况和综合应对举措

一般研究认为,我国明清时期各类疫病高发。 有研究统计表明,明清两代即公元

1368 年至 1911 年，导致人口大量死亡的疫灾共计发生了 156 次[46]。

据《明史·五行志》，因疫灾死亡万人以上者就有 4 条记载，"永乐六年（1408年）正月，江西建昌、抚州，福建建宁、邵武自去年至是月，疫死者七万八千四百余人"。永乐八年（1410 年），"邵武比岁大疫，至是年冬，死绝者万二千户"。"正统九年（1444 年）冬，绍兴、宁波、台州瘟疫大作，及明年，死者三万余人"。景泰七年（1456 年）五月，"桂林疫死者二万余人"。其他如正德六年（1511 年），"辽东定辽左等二十五卫大疫，死者八千一百余人"。万历十四年，"汴梁大旱且疫，诸门出死亦且数万"[47]。

明代疆域辽阔，人员交流频繁，气候变化导致的自然灾害以及明末的战争，都导致疫病多发。明代疫病多发地区常为驿路、河道沿线和人口稠密的沿海地区。很多疫灾是由自然灾害，特别是水灾引发[48]，17 世纪出现了长时间的旱灾、饥荒、战争，这些都可能导致传染病的流行。中国北方多地暴发了严重的鼠疫，造成了明末人口的大幅度减少，但从不完全的史料中已经较难推断直接导致人口减少的因素。

从各种研究和统计上看，明代各类疫病总体上呈现前期较少、后期较多。特别是明末与明清交替时期暴发了导致人口大量死亡的严重疫灾。或许可以推测，在医学快速发展、社会秩序运行良好的明代中前期，不少疫病得到了较好的应对。在多方力量的努力下，人们抗争疫病的能力不断加强，虽然在战争和极端自然灾害面前，这种能力还较为脆弱。

明代时期国家行政能力得到了进一步加强，政府主导了城市化进程，也涌现了大量的工商业城市，人口流动频繁。明代时期共有四级行政单位：两京和十三行省（北京和南京，其后行省增至 15 个），府 140 个（宋有 30 个），州 190 个（宋有 254 个），县 1 138 个（宋有 1 284 个）[49]。

明政府在应对疫病时，采取了多种措施来缓解疫灾的影响。应对疫灾的有上报机制和监察机制，还包括救助、赈恤、生产恢复等措施。例如，在山东地区，朝廷通过派发药物、发放救济物资、减免税粮等措施帮助当地民众应对瘟疫[50]。

明代社会经济的发展，为医学进步创造了环境。

李时珍的《本草纲目》（1578 年）是明代医学的重要成果。明代医家在疫病防治方面的认识取得了显著进步，尤其是温疫学说的发展达到了成熟期[51]。著名医家如万全和吴有性系统梳理了对疫病的认识，很多理论为后来的疫病防治提供了重要的理论基础。特别是吴有性的《温疫论》，撰于崇祯十五年（1642 年），是中医史上第一部系统研究急性传染病的医学著作，是中医温病学发展史上具有划时代意义的标志性著作。

在治疗方法上,明代医家积累了丰富的经验,在治疗过程中还强调调养的重要性,尤其是提出疫病退后的"温疫邪热解后宜养阴忌投参术"原则,以防止病情反复。这些治疗方法体现了中医整体观念和辨证施治的特色,强调根据不同症状采取针对性的治疗方法[52]。从史料研究中可以发现,在明代我国就有了"人痘接种"预防天花的实践[53]。

明代中医药在疫病防治中发挥了重要作用,中医药的应用不仅体现在内服药物上,还包括外用药物和预防措施的实施等。总体来看,明代温疫学说的发展经历了从传统伤寒学到独立的温疫学说的转变,具体内容涵盖了对温疫病因病机的认识、辨证治疗的方法以及方药的应用等多个方面。

清代各类史料更为详细,被记录的疫病更多。除了常见原因,清代疫病多发还有以下一些新的特点和原因:随着疆域扩大,草原、中原、江南、沿海,这些环境都存在"本地化"的传染病负担,跨区域交流必然导致传染病的暴发风险提高;还有来自海外的新传染病传入中国,造成深远影响。在自然灾害方面,百年变化尺度下,明清小冰期①气候变化带来了不少极端气象事件,康熙年间陕、晋、豫三省出现大旱(1689—1692年),因气候波动导致降水变化引发黄河洪涝灾害频繁,1751—1911年共计161年中,统计有53年出现主要决溢事件[54],旱灾水灾后的各种疫病难以避免。江南地区在清代已经成为富庶地区,但江南温暖湿润的气候、密布的水网以及用水习惯,非常有利于疫病的滋生流行。加之人口更为密集、自然灾害频发等因素影响,有学者研究统计江南地区各类疫情,大约为年平均2.44次,其中顺康时期较少,而咸丰以后发生频率增长较快[55]。

清代人口达到了农业时代的高峰,城市数量也达到了农业时代的高峰[56],很多省城、府城沿河而建,奠定了晚清以来中国城市的基本格局。一般研究认为清代晚期有超过1500个县级单位,地方政府行政能力大幅提升,对各类疫病的记录也更为详细。

清政府在疫病预防方面采取了系统的措施,注重在日常生活中减少疫病的发生和传播。为了管理和改善公共卫生,清政府对生活环境进行管控,设置医疗机构,并培养医疗人员。在具体的预防措施中,清代多次发生痘疫,政府也很重视针对天花的防治,种痘术得到进一步发展。当疫病暴发时,清政府会迅速启动一系列紧急应对措施,包括详细的报灾程序[57],官员亲赴疫区视察,实施勘灾和监督机制。医疗人员被派往疫区救治病人,并发放药物、食品等物资,减轻灾区居民的生活负担。对于死亡病人,政府规定了采取掩埋措施,防止尸体腐烂引发次生感染。

---

① 竺可桢曾根据河湖结冰及降雪落霜记载,推测公元15世纪到19世纪中叶为近五千年来第四个寒冷期,见于竺可桢:《中国近五千年来气候变迁的初步研究》,《中国科学》1973年第2期,第168—169页。

1.2.3 近代城市发展与公共卫生事件的挑战

随着工业革命的发展与城市化加速，人口密集度大幅增加，传染病的控制变得更加困难。这促使了现代公共卫生服务的发展，包括疫苗接种、消毒、污水处理和垃圾处理等。19世纪末到20世纪初，许多国家建立了公共卫生部门，专门负责监控和预防疾病的传播。

一般认为现代意义上的城市化始于工业革命。18世纪60年代第一次工业革命在英国爆发，作为工业革命的发源地，英国是最先经历城市化的国家之一。曼彻斯特、伯明翰、利物浦和伦敦等城市因工业生产的集中而迅速扩张，成为世界上最早的工业化城市。

19世纪中期，第二次工业革命在美、德、英、法等主要资本主义国家兴起，其主要技术标志是电气化，重工业取代轻工业成为主导产业。这一次工业革命极大地推动生产力发展的同时，进一步改变了人口的空间布局，促进人口大规模地向城镇集中，并形成了成熟的城市布局和城市体系。

1.2.3.1 工业革命后城市居民健康问题的凸显

工业革命后的欧美城市，遭受了各类公共卫生事件的挑战。

1. 工业革命带来的职业病问题

在工业革命期间，随着工厂系统的兴起和机械化生产的广泛应用，职业病问题显著增加。长时间的劳动、恶劣的工作条件以及接触各种有害物质，导致了一系列健康问题和职业病。工厂内充满了煤烟、粉尘和其他有害气体，使得肺部疾病，如肺结核、矽肺（尤其是在矿工中）和哮喘等疾病的发病率显著增加。在一些行业（如印刷、陶瓷生产和油漆制造）中，工人因接触含铅物质而遭受铅中毒，导致神经系统损害、消化不良和贫血等问题。在制帽和其他使用汞的过程中，工人可能会患上汞中毒，这会导致精神病症状，俗称为"疯帽匠病"。化学品、油污和其他刺激性物质导致的皮肤炎症和过敏反应在纺织、化工和其他工业工人中较为常见。此外，由于安全措施不足，工人们经常遭受机械致伤，包括断肢、烧伤和其他重伤。

2. 工业革命带来的环境污染引发居民的各类健康问题

英国作为最早实现工业革命的国家，其煤烟污染最为严重，水体污染亦十分普遍。例如，弗里德里希·恩格斯（Friedrich Engels）所著《英国工人阶级状况》(*The Condition of the Working Class in England*)中有大量关于工业城市环境污染的描述。曼彻斯特和利物浦充斥着煤烟和有害气体，工人住所通常位于工厂附近，这些区域因为缺乏有效的排水系统和垃圾处理设施而成为疾病的温床，还存在工业废水的排放、河流和其他水体遭受严重污染的问题。在19世纪末期和20世纪初期，美国的芝加哥、匹兹堡、圣·路易斯和辛辛那提等工业中心城市，煤烟污染也相当严重。1892年，汉堡还因水污染导致霍乱流行，使7 500多人丧生。在明治时期的日本，曾发生过因开采铜矿排出的毒屑、毒水，危害了农田、森林，酿成田园荒芜、几十万人流离失所的足尾铜矿矿毒事件。[58]

3. 相对落后的公共基础设施无法满足市民的健康需求

在快速的工业化进程和城市化进程中，相对落后的公共基础设施无法满足市民的健康需求，拥挤的工厂和缺乏通风设施的宿舍造成的肺结核、肠道传染病等疾病是18世纪与19世纪工业化城市中非常普遍的状况。据保守估计，在工业革命期间，肺结核导致的死亡增加了2~3倍，肺结核成了城市中的头号杀手[59]。

1.2.3.2 发展不平衡放大了城市居民健康问题的危害

与人类大型定居点的发展相伴而来的是传染病的增加。但各地情况也不尽相同。虽然早期的欧美城市未能给居民提供良好的健康环境，但它们还是率先实现了发展。工业化城市中心的发展机遇吸引了外来人口，因此即使在瘟疫造成巨大伤亡的情况下，这些城市依然能够维持运转。[60]

不可忽视的是，发展的不平衡导致的各国公共卫生体系以及应对突发公共卫生事件能力的差异，非常突出。

近代中国曾多次经受传染病的冲击。一方面，国际贸易愈发频繁，人员流动加速，城市工厂恶劣的工作环境，加剧了传染病风险挑战。另一方面，由于还未发展起来的公共卫生体系和战乱等因素，造成了更为严重的伤亡和损失。例如，1902年我国出现波及多数地区的霍乱流行，1910—1911年具有世界影响的东北鼠疫流行，1917—1918年山西、内蒙古的鼠疫流行，1919年波及南北的霍乱流行，1932年全国性的霍乱大流行，1947年内蒙古东部和东北西部的鼠疫流行，还有长期困扰长江中下游地区、太湖流域和东南地区的血吸虫病等[61]。

总体看，在20世纪上半叶，鼠疫、霍乱等烈性传染病仍是对社会具有重大危害性的瘟疫。

1.3 现当代城市面临公共卫生事件新挑战

自20世纪中叶起，世界各国广泛经历了经济加速发展和公共卫生体系迅猛发展的过程。尽管传染病仍时有暴发，但由于城市基础设施不足和公共卫生条件不良等系统性因素导致的大规模传染病暴发已经变得相对罕见。特别是在许多贫困国家，随着国际公共卫生体系的进步和发展，许多严重的传染病已被有效控制。

在消灭和控制疾病方面，全球范围已努力成功消灭了天花，并显著减少了许多其他传染病的发病率，如脊髓灰质炎。通过广泛的免疫接种计划和有效的公共卫生防控措施，许多传染病得到了有效控制。

在疫苗研发方面，疫苗的研发和使用是20世纪最伟大的医学成就之一，为预防包括麻疹、流感等疾病提供了工具。

在全球合作方面，国际组织如世界卫生组织（WHO）在协调全球应对传染病方面发挥了关键作用，促进了国际合作和资源共享。

在公共卫生体系的建立和强化方面，许多国家建立或加强了公共卫生体系，包括疾病监测、疫苗接种、卫生教育和紧急准备等方面，显著提高了应对传染病的能力。

在经历了系统性能力提升后，人类并不能完全避免公共卫生风险。例如，在我国20世纪80年代，对社会造成较大影响的往往是因某些特别由机缘造成的非烈性的急性或慢性传染病。如1988年1—3月，上海发生甲型肝炎暴发流行事件。自1月19日开始，发病人数与日俱增；2月1日，每天发病人数达19 013人；1月30日—2月14日，每天发病人数均超过10 000人；4月以后发病率逐日下降；至5月13日，全市统计共有超过31万人发病。此次疫情系消费者食用了来自江苏启东被甲肝病毒污染的毛蚶所致。[62]

20世纪末到21世纪初，随着全球化的发展，城市出现新的特点，在应对公共卫生事件上面临新的挑战，如新发重大传染病、重大食物中毒和职业中毒等，其起因和当下城市发展有密切关系。

1.3.1　新发传染病挑战

20世纪初，全世界人口只有10%居住在城市。20世纪60—70年代，世界人口30%左右居住在城市。1998年世界平均城市化率为47%。21世纪初，世界人口约有50%居住在城市，全球城市人口超过了30亿。而当代发达国家的共同特征是城市人口达到总人口的90%以上[63]。到2030年，全球城市人口将接近50亿，约占世界总人口的60%，而全球预估有43座人口超过1 000万的超大城市，其中大部分位于发展中国家。到2050年，世界城市化率预估将达到68%，在新增人口中，有90%将居住在亚洲和非洲，且高度集中在几个国家，如印度（4.16亿）、中国（2.55亿）和尼日利亚（1.89亿）。[64]

在快速城市化过程中，很多城市的公共卫生能力、基础设施水平和城市管理能力等都无法应对突发公共卫生事件的挑战。

特别是在应对新发传染病（Emerging Infectious Diseases，EID）方面，城市应对往往会措手不及。

1997 年世界卫生组织（WHO）提出了新发传染病（emerging disease）、再发传染病（re-emerging disease）的定义。新发传染病是指新出现的影响公共卫生的传染病，再发传染病是指曾一度被遏制，但又再次使患者数增加而成为公共卫生问题的传染病。相关统计表明，目前新发传染病已达 40 余种。

新发传染病的出现和快速城市化有一定相关性。快速城市化扩大了人的生活空间，打破了原有的空间结构。近年来的新发传染病大多数是从动物传播给人的，从其自然宿主跨越种属屏障进入人群，如 H7N9 甲型流感病毒在 2013 年前仅在禽间发现，在荷兰、日本及美国等地曾发生过禽间暴发疫情，未发现过人的感染情况，但近年来则出现了局部地区的暴发[65]。

新发生的传染病往往是由之前未知或不常见的病原微生物引起的，这意味着在疫情初期，医学界对病原的了解有限，包括其传播方式、致病机制、有效的治疗方法和预防措施等。加之新发传染病可能具有快速变异的能力，这使得它们能够适应不同的环境，增大了控制难度。新发传染病还面临重新流行的不可预测性挑战，这种不可预测性使得公共卫生体系难以迅速有效响应。

21 世纪以来出现的 SARS 和新型冠状病毒感染都是典型的新发传染病，对城市运行产生了深刻影响。SARS 是冠状病毒导致的严重急性呼吸综合征（Severe Acute Respiratory Syndrome），也称非典型肺炎，简称"非典"。2002 年，SARS 在广东省部分地区首先暴发，随即迅速蔓延，席卷中国以及全球很多国家。SARS 传染性强，在当时致病原因不明的情况下，感染患者病死率高，同时有相当多的医务人员在救治中感染 SARS。据世界卫生组织公布的数据显示，2002 年底到 2003 年 8 月，"非典"共波及全球 32 个国家和地区，感染人数共 8 422 例，死亡 919 例，平均病死率近 11%。2003 年上半年，24 个省、自治区、直辖市全年累计病例 5 327 例，死亡 349 人；中国香港 1 755 例，死亡 300 人；中国台湾 665 例，死亡 180 人。2004 年，经过全国上下齐心协力顽强抗击，这场致命疫情最终消退。[66]

新型冠状病毒感染是近百年来人类遭遇的影响范围最广的全球性大流行病，对全世界而言是一次严重危机和严峻考验。

1.3.2　公共卫生事件类型多、危害大

随着城市规模扩大，人口密度加大，公共卫生风险类型增多、危害扩大，导致影

响增大。

1. 公共卫生事件主要类型

工业化与城市化高度统一，工业风险源可导致公共卫生事件。现代工业下生物、化学、核辐射等事故往往造成公共卫生事件。各类非法违法生产活动可能导致的生产安全事故，如工业废水因量大、面积广、成分复杂、毒性大、不易净化难以处理，是重要的环境风险源，其非法排放极易引发公共卫生事件；还有可能造成人员伤亡的职业中毒，即劳动者在职业活动中接触有害化学因素而发生的职业损伤；此外工业生产条件下的食品生产和加工规模大、产业链长，如果出现食品安全事件，则影响范围广、危害大。

当下，集体性食物中毒发生率是衡量一座城市食品安全管理水平的重要指标。追溯到21世纪初，上海的集体性食物中毒报告发生率约在10例/10万人口；2005年后控制在6例/10万人口以下；2010年后已经控制在1例/10万人口以下。自2018年以来，上海历年集体性食物中毒报告发生率均控制在0.3例/10万人口以下。根据《2022年上海市食品安全白皮书》，2022年全年未报告集体性食物中毒事件，未发生重大食品安全事故，这是2006年以来，上海一年中首次出现集体性食物中毒事件的"零报告"，继续保持在2011年以来集体性食物中毒发生率不高于1例/10万人口的较低水平。集体性食物中毒发生率的持续走低，得益于上海对于食品安全问题最严格的监管。其中，监督性抽检是日常监管中的一项重要手段，旨在及时发现、控制或消除食品安全隐患，为从严查处食品安全违法犯罪行为提供线索。

2. 突发公共卫生事件的危害

不同类型公共卫生事件对城市运行的影响表现在多方面。其危害在时间纬度和空间范围上差异很大。不少突发公共卫生事件对城市运行的影响是短暂的，影响范围是有限的，但也有很多突发卫生事件对城市运行的影响会持续较长时间。造成的常见影响有：

（1）社会恐慌。突发公共卫生事件危及人们的生命健康，极易引发全社会的恐慌。群体性不明原因疾病、食物中毒等都会造成社会恐慌，例如：2006年9月11日，美国疾病控制与预防中心（Centers for Disease Control and Prevention, CDC）接到紧急消息，威斯康星州暴发食源性疾病。两天之后，威斯康星州的公共健康官员根据流行病学分析，初步确定疾病暴发的根源是袋装菠菜。此时，受影响范围已经扩大到美国8个州，造成50人发病，其中1人死亡。2006年9月14日，美国食品药品监督管理局（Food and Drug Administration, FDA）发布了菠菜禁食令，呼吁民众暂时不要吃袋装菠菜。第二天，又将禁食范围扩大到全部新鲜菠菜。自此，各商店迅速将袋装菠菜下架,餐厅也将其在菜单上除名[67]。这一事件甚至导致了居民对绿叶菜的惶恐,促进了美国食品安全现代化法案对果蔬食品安全的重视。

(2)经济损失。 1985年,英国阿什福德的一个农场首次发现"疯牛病"。1989年,英国开始有人患了与"疯牛病"症状类似的克-雅病[68],1996年3月20日,英国卫生大臣多雷尔(Stephen Dorrell)在议会首次公开承认:英国迄今为止发现有10名克-雅病患者的症状与"疯牛病"相似。 很快,欧盟多个国家的牛肉销售量下降了70%。 欧盟的10个成员国纷纷发表声明,禁止英国的牛肉、活牛和牛奶制品以及食品、饲料及有关的药品、美容产品的进口。 英国政府需要支付的赔偿金和宰杀费用高达数百亿美元。

(3)社会秩序波动。 公共卫生事件易导致社会秩序的混乱,甚至引发危机,影响社会稳定。 比如,2001年美国发生炭疽事件,由于政府部门措施不力,普通民众抢购大量的抗生素;2002—2003年SARS流行初期,也发生了抢购风。 传染病造成的商品禁运、旅行限制和移民限制等也可能会导致国家间发生贸易纠纷或摩擦。

1.3.3 全球化程度加剧引发新的传播风险

全球化程度前所未有,加剧传染病传播。 历史上每一次全球化浪潮都伴随着疾病在一些区域的流行,如新大陆的发现造成天花在美洲的流行。 与此同时,国际交流的频繁也促进公共卫生的发展,近代开埠较早的口岸城市如上海、天津等也是较早建立公共卫生防疫制度的城市。 从20世纪70年代早期开始,又一轮全球化浪潮开启。全球范围内的相互依存,国际交流的产生、扩张和加剧,代表着全球化历史上另一次巨大的飞跃。 到了21世纪,全球化水平达到了前所未有的高度,人们的生活习惯发生显著改变,人员流动性加大,国际交往频繁,特别是在国际化背景下,大中型城市往往是国际交流的节点城市,传播风险也因此加大[69]。

今天的城市管理者必须意识到,应对突发公共卫生事件,不仅仅是一城一国的责任,在当今的交流环境下,传染病暴发席卷全球的可能性超过了以往任何一个时代。加强与其他国家的合作、共享疫情信息和研究成果、协调资源和技术支持,才能在全球化时代更好地控制传染病传播。

例如,埃博拉出血热在非洲以其极强的传染性、极高的病死率引发全球关注,由于其病毒特性以及国际合作的深入,在其他国家传播范围有限;莱姆病已遍及五大洲70多个国家;在英国出现的"疯牛病"以及与"疯牛病"相关的高病死率的人类新型克-雅病,触发了全球性危机,引起了国际社会的震撼。 在应对公共卫生事件上,世界各国也必须进入新的合作时代,才能更好地应对挑战。

1.3.4 不同城市类型面临复杂公共卫生风险

现代城市类型多,根据不同标准,如城市的功能、规模、经济类型、地理位置等,可以将城市划分为不同的类型。不同的城市面临的公共卫生风险挑战不同,对科学构建预防体系、合理投入资源都提出了新的挑战和要求。

结合历史上各类公共卫生事件发生的情况,可以知道,城市的基础设施水平、城市人口流动性、城市公共卫生体系对公共卫生风险都有影响。

1. 中小城市及边境口岸城市

中小城市应急体系和要素相对配置不足,短板突出。

中小城市或者收缩型城市人口基数少,或者人口流出较多,公共卫生应急服务能力较弱,是我国传染病防控的薄弱环节。还有不少边境口岸,城市规模小,是"外防输入"的重点,也是我国传染病防控的最大风险点。特别是大部分边境城市,受制于经济社会发展水平、人员分布等,边境地区医疗卫生资源尤其是人力资源相对落后,较为缺乏公共卫生资源配置,难以应对规模化、聚集性传染病。

县一级行政区划在我国是衔接城乡应对突发公共卫生事件的关键节点,但卫生资源内部差异较大。截至 2023 年底,我国共有专业公共卫生机构 1.2 万个。[70] 每千人口医疗卫生机构床位数由 2022 年的 6.92 张增加到 2023 年的 7.23 张[71]。按照 2025 年全国医疗机构设置规划主要指标,每千人口医疗卫生机构床位数(张)要达到 7.40~7.50 的目标,其中:市办及以上公立医院为 1.90~2.00 张,县办公立医院及基层医疗卫生机构 3.50 张。[72] 从趋势上看,在我国县域医疗资源已经快速增加,但是人才短缺问题还较为显著,根据国家卫生健康委的调查,县医院人才短缺问题仍然存在,2023 年,平均每家县医院有执业(助理)医师 211 人,东、中、西部地区分别为 308 人、225 人、152 人;执业(助理)医师中高级职称人数为 65 人,东、中、西部地区分别为 107 人、67 人、41 人,区域间差距明显[73]。

2. 超大特大城市

超大特大城市是应对突发公共卫生事件资源最集中的地区,但遭遇风险的等级具有明显的"放大效应"。

超大特大城市人口规模大、密度高、流动性强,且集聚了我国最丰富、最高端的公共卫生资源。按照第七次全国人口普查结果,我国共有 21 个超大特大城市,其中,北京、上海、广州三地拥有 48 家全国排名前 100 位的医院。高度集聚、高速流动的人口,使得超大特大城市公共卫生事件发生的概率和风险应对的难度成倍增加,城市公共卫生安全风险具有明显的"放大效应"。

总体来看，超大特大城市管理基础较好，但由于自身特点其在应对各类极端灾害挑战中面临很多难题。

（1）基础设施脆弱性。超大城市的基础设施，如交通系统、能源供应和通信网络，往往是高度集中的。在极端公共卫生事件中，往往面临各类资源不足的挑战，会迅速影响整个城市的运行，导致灾害影响的扩大。

（2）人口密集。超大城市的高人口密度意味着在遭遇各类自然灾害、安全事故和公共卫生事件时，伤亡损失可能极其惨重。

（3）资源分配不足。在极端灾害发生时，超大城市对于医疗、食品、水源和临时住所的需求量巨大，可能超过现有资源和供应能力，导致资源分配困难。

（4）应急响应挑战。由于超大城市的复杂性，从灾害预警到应急响应的过程中可能存在协调不足，信息传递延迟，使得响应效率不高。

（5）社会服务中断。学校、医院等社会服务设施在极端灾害中可能无法正常运作，影响恢复和重建工作。

（6）环境和生态压力。超大城市在恢复和重建过程中可能存在环境恶化的风险，如水源污染和垃圾处理问题，加剧城市的生态压力。

（7）经济损失巨大。超大城市作为经济中心，极端灾害不仅造成直接的物理损害，还可能因为商业活动中断而导致巨大的经济损失。

3. 城市群和都市圈

城市群和都市圈是公共卫生资源富集区，但区域联防联控机制不够健全、核心城市的防控压力大。

城市群和都市圈是支撑全国经济增长、促进区域协调发展的重要平台，城市群作为一个整体，其公共卫生管理和城市管理复杂度远超单个城市，需要高度的协调性和前瞻性的规划。

城市群是我国公共卫生资源富集的地区。在公共卫生事件中，城市群面临的挑战也更大，因为人员和资源在城市间的流动更加频繁，疾病的传播速度可能更快。因此，城市群的管理者需要在城市间建立有效的信息共享和紧急响应机制，以及统一的公共卫生政策和措施，来应对可能出现的卫生和社会经济挑战。

由于突发公共卫生事件为属地管理，城市群和都市圈内应对突发公共卫生事件的区域联防联控机制不够健全，从而导致核心城市的防控压力较大。

当然对于城市类型的划分还有多种方式，从实践中可以归纳出城市类型和公共卫生风险的关系，具体如表1-1所示。

表 1-1 不同城市类型的公共卫生风险特点分析表

城市类型	划分标准	特点	公共卫生风险等级/描述	城市管理复杂度等级/表述
口岸城市	功能	靠近海洋、河流，重要的贸易和物流功能	高/易成为传染病的传入点和快速传播区	高/需要有效管理人流和物流，以及跨国传染病防控
工业城市	功能	以重工业或轻工业为主，围绕工厂和生产设施建设	中到高/面临工业污染导致的健康问题	中/需要平衡工业发展和环境保护，处理污染问题
商业城市	功能	商业活动特别活跃，金融服务、零售和旅游业发达	中/大规模人群聚集可能加剧传染病传播	中到高/需管理繁忙的商业活动和大量的人流
行政城市	功能	国家或地区的行政中心，政府机构和公共服务设施集中	低到中/依赖于有效的公共服务和卫生措施	高/需要协调各级政府机构和提供公共服务
科教城市	功能	以高等教育机构、研究所为主，强调知识产权和技术创新	低到中/大量青年人群聚集可能需要特别的卫生措施	中/需支持教育和研究活动，同时保障学生和员工健康
超大城市	人口数量	人口超过 1 000 万	高/因人口密度大和人流量大，易快速传播疾病	**非常高**/需管理庞大的人口和复杂的城市服务
大城市	人口数量	人口在 100 万到 1 000 万之间	中到高/人口众多且活动频繁可能导致疾病传播	高/需协调大量资源和服务
中等城市	人口数量	人口在 10 万到 100 万之间	中/相对较容易控制的人口规模但仍需注意公共卫生	中/管理相对简单但仍可能缺乏处理大规模卫生事件的资源和设施
小城市	人口数量	人口少于 10 万	低/人口少，社区紧密，可能更易于实施有效的卫生措施	**低到中**/管理较为简单，但可能缺乏处理大规模卫生事件的资源和设施
发达城市	城市化成熟度	经济发达，基础设施完善	一般具有更完备的卫生系统和较高水平的应急响应能力	高/需维持发达的经济和基础设施，同时保持高标准的公共卫生措施
发展中城市	城市化成熟度	经济正在快速发展，基础设施尚未完全到位	高/可能因基础公共卫生设施不足而增加传染病传播风险	中到高/面临发展经济的同时提升基础设施和公共卫生服务的挑战
沿海城市	地理位置	位于海岸线附近，易于海上运输	可能因为国际贸易而面临更大的传染病风险	**中到高**/需管理海上运输和国际贸易，同时防范跨国疾病传播
内陆城市	地理位置	位于国家或地区内部，依赖于陆路或空运	较少面临直接的国际传染病风险	中/需依赖于有效的陆路和空运连接，同时保障公共卫生系统运转良好

（表格来源：作者自制）

1.3.5 其他自然灾害和安全事故对公共卫生体系产生冲击

在分析城市公共卫生安全风险时，还需要考虑其他极端灾害和安全事故可能对公共卫生体系造成的冲击。

极端自然灾害（如地震、洪水、台风）和安全事故（如化学泄漏、核事故）会直接导致人员伤亡或产生健康问题。受灾居民可能会遭受身体伤害、产生急性应激反应或存在潜在的长期心理健康问题。例如，汶川地震后的研究显示，受灾人群中出现了高比例的创伤后应激障碍（Post-Traumatic Stress Disorder, PTSD）和其他心理健康问题。

此外还常会造成医疗卫生资源紧张、公共卫生基础设施破坏、疾病传播风险增加、长期健康问题和公共卫生挑战等现象。

（1）医疗卫生资源紧张。灾害和事故导致严重伤患涌入，急需医疗救治，对当地医疗卫生资源造成极大压力。如福岛核事故后的情况。

（2）公共卫生基础设施破坏。灾害和事故可能导致饮水系统、卫生设施和医疗服务设施的损毁，增加了传染病（如霍乱、登革热）暴发的风险。灾后的恢复和重建需要大量时间和资源。

（3）疾病传播风险增加。灾害后、环境变化、人员密集居住和卫生条件恶化共同增加了疾病传播的风险。灾害导致的移民和人群流动可能还将疾病传播到更广泛的地区。

（4）长期健康问题和公共卫生挑战。除了短期内部的健康影响外，灾害和事故还可能导致长期的公共卫生问题，如慢性疾病的管理困难、心理健康问题的持续性等。

参考文献

[1] 乔治·罗森.公共卫生史[M].黄沛一，译.南京：译林出版社，2021.
[2] 李立明.新中国公共卫生60年的思考[J].中国公共卫生管理，2014，30(3)：311-315.
[3] 李立明，姜庆五.中国公共卫生概述[M].北京：人民卫生出版社，2017：6.
[4] 肖荣.预防医学[M].4版.北京：人民卫生出版社，2019：12.
[5] 乔治·罗森.公共卫生史[M].黄沛一，译.南京：译林出版社，2021：232.
[6] 李立明，姜庆五.中国公共卫生概述[M].北京：人民卫生出版社，2017：6.
[7] 张玲，司丽静.中国近代医学社会史九讲[M].北京：中国社会科学出版社，2021：223.
[8] 何江丽.民国北京的公共卫生[M].北京：北京师范大学出版社，2016：42.
[9] 李立明，姜庆五.中国公共卫生概述[M].北京：人民卫生出版社，2017：15.
[10] 卫生部组建疾病预防控制局和卫生监督局[EB/OL].中央政府门户网站，[2006-01-27]. https://www.gov.cn/zfjs/2006-01/07/content_150521.htm.
[11] 王坤，毛阿燕，孟月莉，等.我国公共卫生体系建设发展历程、现状、问题与策略[J].中国公共卫生，2019，35(7)：801-805.
[12] 全面建成小康社会：中国人权事业发展的光辉篇章[EB/OL].新华网，[2021-08-12]. https://www.ccps.gov.cn/xtt/202108/t20210812_150175.shtml.
[13] 董柏青，景怀琦，林玫，等.传染病预防控制技术与实践[M].2版.北京：人民卫生出版社，2020：380.
[14] 乔治·罗森.公共卫生史[M].黄沛一，译.南京：译林出版社，2021：49.
[15] 赵林.古希腊文明的光芒[M].北京：人民邮电出版社，2020：212.
[16] 杰克琳·杜芬.医学简史[M].李冰奇，译.南昌：江西科学技术出版社，2021：171.

[17] 方长明.西方历史上的瘟疫[M].北京：社会科学文献出版社，2022：11.
[18] 李仲生.世界人口经济史[M].北京：清华大学出版社，2018：126.
[19] 郑晓云.水历史与水文明研究（第1辑）[M].北京：社会科学文献出版社，2021：191.
[20] 林剑鸣.秦汉史（全二册 中国断代史系列）[M].上海：上海人民出版社，2019：814.
[21] 于赓哲.疾病如何改变我们的历史[M].北京：中华书局，2019.
[22] 葛剑雄.中国人口三千年[M].北京：北京日报出版社，2024：46.
[23] 王子今.汉简河西社会史料研究[M].北京：商务印书馆，2017：26.
[24] 杨天宇.周礼译注[M].上海：上海古籍出版社，2016：51.
[25] 李申.中医简史[M].桂林：广西师范大学出版社，2023：21.
[26] 刘海年.战国秦代法制管窥[M].北京：中国社会科学出版社，2016：88.
[27] 许宏.城的中国史[M].郑州：河南文艺出版社，2024.
[28] 林剑鸣.秦汉史[M].2版.上海：上海人民出版社，2019：470.
[29] 吕思勉.秦汉史[M].张耕华导读.武汉：华中科技大学出版社，2022：332.
[30] 蒋蓓妮.秦汉医事法律制度述论[D].上海：华东政法大学，2009.
[31] 方长明.西方历史上的瘟疫[M].北京：社会科学文献出版社，2022：32.
[32] 乔治·罗森.公共卫生史[M].黄沛一，译.南京：译林出版社，2021：67.
[33] 里斯托弗·阿尔芒，大卫·勒斯科姆，乔纳森·赖利-史密斯，等.新编剑桥中世纪史（共五册）[M].侯建新，陈志强，侯家玲，等，译.北京：中国社会科学出版社，2021：4133.
[34] 约翰·亨德森.从瘟疫中幸存的佛罗伦萨1630—1631[M].刘谦，译.上海：光启书局，2023：233.
[35] 李胜伟.唐代疫病流行与政府应对措施浅论[J].河南师范大学学报（哲学社会科学版），2013，40(1)：79-82.
[36] 徐勇.城乡差别的中国政治[M].北京：社会科学文献出版社，2019：131.
[37] 徐畅.长安未远：唐代京畿的乡村社会[M].北京：生活·读书·新知三联书店，2021：95.
[38] 沈括.梦溪笔谈[M].北京：万卷出版公司，2020：574.
[39] 江凤艳，陈玉梅.中医药历史与文化（第三辑）[M].北京：中国社会科学出版社，2023：176.
[40] 王颜.唐代官方医学教育分科相关问题探析[J].唐史论丛，2023(2)：364-376.
[41] 于赓哲.唐代疾病、医疗史初探[M].北京：中国社会科学出版社，2011.
[42] 徐畅.长安未远：唐代京畿的乡村社会[M].北京：生活·读书·新知三联书店，2021：132.
[43] 刘子健.中国转向内在：两宋之际的文化转向[M].赵冬梅，译.南京：江苏人民出版社，2012.
[44] 韩毅.宋代政府应对疫病的态度与措施[J].文史知识，2013(7)：13-19.
[45] 全国哲学社会科学规划办公室.国家哲学社会科学成果文库概要（2014）[M].北京：中国人民大学出版社，2015：355.
[46] 赵宇莲，殷淑燕，刘静，等.明清时期导致人口大量死亡的疫灾时空分布及灾害链研究[J].干旱区资源与环境，2021，35(2)：73-80.
[47] 何欣峰.明代疫灾应对机制研究[J].中州学刊，2020(12)：136-140.
[48] 龚胜生，王晓伟，张涛.明代江南地区的疫灾地理[J].地理研究，2014，33(8)：1569-1578.
[49] 薛凤旋.中国城市及其文明的演变[M].北京：北京联合出版公司，2019：201.
[50] 刘涛，高金霞.明代山东的瘟疫与政府应对[J].山东社会科学，2020(5)：64-73.
[51] 蒋文明.论明清时期温疫病的治疗特色[J].辽宁中医杂志，1995，22(5)：198-199.
[52] 李董男.明代温疫学者外感热病证治学术特色探析[J].湖北民族学院学报（医学版），2017，34(2)：61-64.
[53] 刘理想，胡镜清，林明欣，等.中医学防控疫病历史回顾与思考[J].中国中医基础医学杂志，2020，26(3)：281-284.
[54] 张健.清代以来黄河中游气候变化及其社会响应[M].北京：中华书局，2022：254.
[55] 余新忠.清代江南的瘟疫与社会：一项医疗社会史的研究（修订版）[M].北京：北京师范大学出版社，2014：71.
[56] 何一民.中国城市史[M].武汉：武汉大学出版社，2012.
[57] 林乾，陈丽.法律视域下的清代疫灾奏报与防治[J].西南大学学报（社会科学版），2020，46(3)：167-176，204.
[58] 史志诚.毒物与人类文明史[M].西安：西北大学出版社，2016：277.
[59] 约书亚·S.卢米斯.传染病与人类历史：从文明起源到21世纪[M].李珂，译.北京：社会科学文献出版社，2021：102.
[60] 托马斯·J.博伊基.瘟疫与发展的悖论[M].张昱乾，译.北京：中信出版集团，2022：136.

［61］余新忠.真实与建构：20世纪中国的疫病与公共卫生鸟瞰［J］.安徽大学学报（哲学社会科学版），2015，39（5）：1-14.

［62］薄涛.食源性疾病应急管理：德国应对O104大肠杆菌疫情启示［M］.北京：人民卫生出版社，2014：89.

［63］林芳莹.城市发展新方向：从城市化到世界城市群［M］.北京：中国社会科学出版社，2018：30.

［64］2018 World Urbanization Prospects-USEIT, Departmentof Economic and Social Affairs, Published by United Nations.

［65］卢洪洲，梁晓峰.新发传染病［M］.3版.北京：人民卫生出版社，2018：14.

［66］中国医学论坛报社.壮丽70年：新中国医学力量［M］.北京：人民卫生出版社，2020：290.

［67］王志刚，黄棋，陈岳.美国"毒菠菜"事件始末及其对中国食品安全的启示［J］.世界农业，2008（4）：25-28.

［68］薄涛.食源性疾病应急管理：德国应对O104大肠杆菌疫情启示［M］.北京：人民卫生出版社，2014：72.

［69］孙建平.城市风险管理学——城市运行安全的中国实践［M］.上海：同济大学出版社，2022：78.

［70］国家统计局.卫生健康事业取得长足发展 人民健康权益得到有效保障——新中国75年经济社会发展成就系列报告之二十二［EB/OL］.［2024-09-25］.https://www.gov.cn/lianbo/bumen/202409/content_6976411.htm.

［71］2023年我国卫生健康事业发展统计公报［EB/OL］.中国政府网，［2024-08-29］.https://www.gov.cn/lianbo/bumen/202408/content_6971241.htm.

［72］国家卫生健康委关于印发医疗机构设置规划指导原则（2021—2025年）的通知［EB/OL］.中国政府网，［2022-1-12］.https://www.gov.cn/zhengce/zhengceku/2022-02/01/content_5671603.htm.

［73］国家卫生健康委通报：县医院人才短缺问题仍然存在［EB/OL］.搜狐网，［2024-07-29］.http://news.sohu.com/a/797063167_122016719.

第 2 章
公共卫生事件与城市安全风险防控能力建设

突发公共卫生事件包含对公众健康造成严重影响的各类事件,总体看这类事件都可能对城市运行产生影响,但对城市运行能力的影响存在一定差别。一般情况下,传染病的影响周期往往较长,导致各种不确定性因素增多,可能引发新的风险,对社会运行会产生多方面的影响,其中对城市安全运行的影响大。环境污染导致的公共卫生事件较为复杂,例如,由环境污染等引发的慢性食物中毒,对社会的影响往往是长期的,此时城市发展和运行将面临较大挑战;环境污染也可能引发消化道传染病、呼吸道疾病,对公众健康产生影响,对城市运行影响周期较长;一般的食物中毒,总体周期较短,对城市运行影响较小。

本书主要基于周期较长的公共卫生事件开展分析,其中以新发传染病为典型。其他类型的公共卫生事件,影响周期一般较短,对城市运行的影响可控性强,对城市运行秩序、社会运行秩序的影响相对较弱(表 2-1)。本章结合城市应对传染病事件的经验,提出公共卫生事件下城市安全风险防控能力的基本框架和改进方向。

表 2-1 典型公共卫生事件影响的差异性示意表

序号	事件类型	影响	影响周期	不确定性	社会运行秩序影响
1	传染病暴发	医疗系统压力大、交通物流中断、公共场所关闭、经济活动影响较为严重等	中长期	强	强
2	食物中毒	医疗资源紧张、餐饮服务监管加强、商业活动部分中断、公共健康引发关注等	短期	中	中
3	环境污染	空气与水质监测增加、工业商业活动限制、清洁应急响应措施加强、公共健康引发关注等	中长期	中强	强

(表格来源:作者自制)

2.1 城市公共卫生安全风险防控体系建设总体框架

2.1.1 城市应对突发公共卫生事件能力短板

从人口规模角度来看，截至 2023 年底，我国总共有上海市、北京市、深圳市、重庆市、广州市、成都市、天津市、东莞市、武汉市和杭州市十个"超大城市"。超大城市（城区常住人口 1 000 万以上的城市）往往是政治、经济、资源、人口等要素的聚集地，超大城市的安全治理问题一直是国际难题，突发公共卫生事件的防控救援工作更是超大城市系列安全问题中的重点。

突发公共卫生事件不仅需要政府与非政府组织共同处理，也需要政府各部门之间协调处理。常态下横向专业分工与纵向权力划分，使治理主体能力弱化、治理理念相互排斥以及治理决策不能衔接等现象难以杜绝，从而导致城市特别是超大城市在极端公共卫生事件挑战下出现应对能力不足的情形。

一是城市突发公共卫生事件治理主体的多元化。突发公共卫生事件治理主体的多元化往往是由城市特点和突发公共卫生事件的复杂性所致。多元治理主体既要承担各自的责任，也要加强统筹协作，避免各自为政，避免碎片化效应。多元化能使得社会各项资源得以高效利用，但同时也会导致城市治理过程更加复杂。

二是城市突发公共卫生事件治理职能的分散化和层级化。《国家突发公共卫生事件应急预案》规定了突发公共卫生事件应急组织的体系和职责，以及突发公共卫生事件的监测、预警与报告、应急处置保障等内容。每个城市基本上都制定了城市突发公共卫生事件应急预案，而超大城市的重大突发事件上报流程更加严格。治理过程的专业化、层级化，一方面推动了信息的准确性，另一方面又容易导致基层组织在突发事件中处于信息劣势地位，进而引发治理过程的脆弱性。虽然学者们基本认为应加强超大城市突发事件治理中心下沉力度，推动实现基层治理架构系统化，同步强化基层政府、街道办和管委会的应急能力，但毋庸置疑，现阶段超大城市的突发公共卫生事件治理效能仍须提高。

三是城市突发公共卫生事件治理信息共享传导机制待细化。突发公共卫生事件的治理信息通常包括事件进展情况、相关方态度、公众舆情导向及当前主要措施等多个方面，但这些信息往往并不能同时被某一主体完全掌握。各部门只能根据各自的职能掌握有关自身工作的信息。碎片化的信息不仅会加重突发公共卫生事件的政府处置难度，同时"信息孤岛"境地还会加剧公众对于突发公共卫生事件的恐慌，使得社会面临群体性焦虑，引发公众对政府的信任危机。

思考如何防控重大公共卫生风险成为新时代国家治理的重要任务，探索如何建立符合中国城市发展进程的城市重大公共卫生风险全过程防控体系成为当务之急。

2.1.2 城市重大公共卫生风险防控体系的三个视角

公共卫生风险治理水平是国家治理体系和治理能力的重要体现，如何防控重大公共卫生风险已经成为新时代国家治理的重要任务。

建立城市重大公共卫生风险防控体系可从以下三个视角来探索。

1) 体系视角

体系视角即重视顶层制度设计。重大公共卫生风险防控是一个系统工程，往往涉及城市治理、行政决策、医疗服务体系的动员、公共卫生体系的组织、应急物资的分配及生产等多个方面。因此，构建城市重大公共卫生风险防控体系时必须从体系研究的视角出发。城市重大公共卫生风险防控一定是一个以政府为主导、多个职能部门协同、全民参与的社会治理过程，风险防控体系及策略的制定必须从顶层设计出发、以制度指导决策、以法律法规代替行政命令。具体而言，重大公共卫生风险防控体系的顶层设计需要从风险防控的组织结构、管理系统和法律体系入手，解决决策系统、执行系统、信息系统和保障系统内部及其相互之间的作用机制。

2) 风险视角

重大公共卫生风险防控的对象是风险本身，风险防控体系的研究需要紧密把握风险发生的可能性及其危害大小的变化规律，要通过风险识别、风险分析、风险评价和决策支持，准确把握风险的等级和危害程度，以科学的风险评估结果为基础，指导启动具体等级的风险管理程序。可以说，对风险的准确评估始终贯穿整个重大公共卫生风险的防控过程。

3) 全过程视角

全过程视角重在及时动态调整治理策略，重视执行能力。"全过程"可以理解为风险发生的全过程与风险防控的全阶段。风险演化和风险防控是一个交替循环、周而复始的过程，风险防控贯穿于风险发生全过程与风险防控全阶段。公共卫生事件具有扩散快、蔓延广和易衍生系统性社会风险等特征，因此，要求在风险暴发前开展及时有效的预警和应急准备工作；在风险暴发时实施积极有效的应急响应措施，遏制公共卫生风险的蔓延，减少负面影响；在风险暴发后恢复常态化控制机制管理，引导城市恢复到灾害发生前的良好状态。从动态的角度看，可以将全过程理解为在公共卫生风险防控的不同阶段采取与之相应的、不断调整的防控措施，其中所涉及的人、财、物、法律法规和环境构成了一个具防控功能的有机整体。

2.1.3 城市重大公共卫生风险防控体系的三个能力

城市重大公共卫生风险防控体系作为国家治理体系的一部分,同样需要现代化的治理能力。一般而言,城市重大公共卫生风险现代化的治理能力应体现以下三个方面。

1）精准感知能力

精准感知能力与快速防控能力成正比例关系。精准感知传染病的致病因子、病例和受感染的人员等信息并为后续响应行动提供基础是快速防控效能的关键。在食物中毒、环境污染导致的公共卫生事件中也是如此。在现代城市复杂系统中,精准感知包含医学科技和社会治理两种主要手段。医学科技重在高灵敏度、高特异性、重复性好和高通量检测病原体的仪器和设备,促进快速诊断并及时采取防控措施。社会治理重在传染病的识别、确认、预警以及感染人群的检测,这需要多层面、多尺度和多元化的组织和人员协同。从临床的病例报告到疾病控制中心的预警,既包括信息跨层级传递,也包括专业人员的协同研判和集体决策。总体上,感知能力越强,管控精度越高,社会付出的成本就越低。

2）逆向调节能力

城市活力多体现在经济社会交往活动频次上,而一旦发生重大突发传染病事件,局部甚至全面性的社交隔离能有效控制疾病的传播和扩散,保护健康人群。所谓逆向调节,是指减少城市内部活动以降低城市风险暴露和脆弱性,提升抵御重大外力冲击的能力。这和高速流动的城市运行正好是一个相反的过程。逆向调节往往包含禁止聚众、交通管制、单位延工、学校延假、公共场所停业和社区封闭等措施,政府需要在短时间内让局部甚至整个城市系统"静止"下来。这一措施会直接带来一系列连锁性社会反应,包括资源供给下降、商业活动减少、失业人群增多、社会生活停滞和医疗资源失衡等问题。

3）动态平衡能力

公共卫生事件的防控往往出现此消彼长、反复拉锯的动态变化。在这一变化过程中要尽可能降低对城市生活造成的损失。为在这一过程中实现动态平衡,城市治理需要实现两个维度的优化。一是常态与非常态情景的快速切换。常态是一种稳定态,而非常态是非稳定态。一般而言,非常态必然难以长期持续。传染病防控的反复性特点说明,城市治理必须能在这两种状态中快速切换。成功应对重大突发公共卫生事件的关键是城市能否快速启动应急管理体系,迅速提升抵御外来冲击的能力。二是应急资源的动态性平衡。在应急工作中,应急资源的生产和供给能力如果不能满足峰值需求，则难以有效应对重大突发公共卫生事件的冲击；但如果始终按照峰值需求储备和维持医疗卫生设施和资源，又必然是难以长期为继和经济效应低下的。这就对城市资源生产、储备和供应的弹性提出了挑战。

2.1.4 城市重大公共卫生风险防控体系的三个机制

建立城市重大公共卫生风险防控体系，发挥风险防控与应急管理的现代化能力需要把控住以下三个机制建设。

1）注重精细闭环机制

无论是风险感知还是快速联动响应都需要建立精细闭环机制。在"监测—上报—流调—检测—隔离—救治—监测"的闭环管理机制中，要加强风险源头治理和精准感知能力建设，实现敏捷响应、精细管理、以快制快。病毒学基础研究是不断提高超大规模病毒检测技术和能力的基石，健全哨点医疗网络，提高标准化识别和敏捷性预警效能是城市公共卫生事件综合监测预警系统的关键。加强流行病调查队伍建设、提升快速溯源排查和追踪定位的能力是"市—区—街道—社区—网格"分级防控体系在防止传染扩散的同时减少社会成本和代价的基础，也是保证城市主要功能和居民生活正常运行的核心。

2）注重基层治理机制

社区是城市基本生产、生活和生态单元，在重大突发公共卫生事件防控中承担逆向调节和精准治理的重要功能。夯实网格化综合管理平台，强化各专业条线之间的统筹协同联动，推进实现国家应急组织体系与基层应急管理体系之间的有效衔接需要健全完善社区网格化公共卫生风险防控机制。探索建立基层政府面向社区的治理资源统筹机制，推动城市治理的重心和配套资源向街道社区下沉，加强政企社民多元互动，夯实志愿服务、议事协商等多元参与形式，充分调动社区公众的合作治理意愿，形成社区风险共同体，实现促进常态化公共卫生风险治理向非常态化下的社会动员快速转换。

3）注重科技赋能机制

在风险叠加和新兴技术不断发展的背景下，建设以信息技术为支撑的数字治理、智慧治理是实现城市公共卫生事件治理体系和治理能力现代化的必由之路。新一代数字技术与城市公共卫生事件治理体系深度融合，推动实现城市公共卫生事件治理和应急管理的数字化转型，促进准确、充分、及时的信息沟通进而保障突发公共卫生事件的科学分析研判、高效指挥决策和严格执行监督。全方位整合应急力量，全链条贯通应急环节，全覆盖构建应急场景，全要素建立应急协同要充分用好"城市大脑""一网统管"等载体,要充分利用和发挥互联网、物联网、大数据和人工智能等技术在风险辨识、风险分析、风险评估、风险响应和风险防控中的作用,推动"一网统管"向基层延伸,提高社区级公共卫生风险治理与应急管理的智能化水平。

2.1.5 城市重大公共卫生风险防控体系的三个保障

健全城市重大公共卫生风险防控体系,提升相应能力,要加强三个基础保障。

1)强化人民至上、生命至上的理念保障

加强党建引领,全面提高各级党组织整合运用政治、行政、社会和市场等资源的能力,把党的政治优势、制度优势转化为治理效能是人民至上、生命至上的生动实践。建立党委领导、政府负责的领导体制,按照全面统筹、统分结合的原则,由党委主要负责人统揽和抓总全过程管理,是城市公共卫生安全的第一责任的生动写照。全面落实分级负责、属地为主的责任机制,把人民健康安全放在首位,形成广泛参与的社会氛围,不断完善政府主导、跨部门协作、全社会动员的爱国卫生群防群治机制,推动非常态下的公共卫生事件处置向常态下的城市整体健康管理转变。

2)强化要素规划、资源配置的空间保障

在国家层面,要依据全国地理经济社会结构,规划重大公共卫生功能性区域,布局建立若干国家公共卫生医学中心。在区域层面,例如,在长三角地区,要强化公共卫生风险应对联盟,构建去中心化和网络化的联防联控体系,协调医疗卫生设施资源的平衡布局和配置,增强城市集群内部公共卫生资源的动态冗余,提高资源的利用效率和效益。在城市层面,把全生命周期健康管理理念贯穿到城市规划、建设、管理的全过程,引导各类要素复合共享、高效利用、灵活转换。在街区层面,以社区"十五分钟生活圈""五分钟出行圈"为基础构建基础单元,配套基本公共服务、生活服务设施,加强社区基层卫生医疗能力,布局发热"哨点"和隔离空间,在常态下市场运行,在应急状态下快速转换为公共服务和应急保障空间。

3)强化应急队伍、应急物资的综合保障

由于重大公共卫生风险的特殊性,风险防控如果仅仅依靠政府部门的力量是远远不够的,需要专业应急队伍的介入,充分发挥其在风险防控中的重要作用,并且形成高效的协同机制。重大公共卫生风险治理涉及医疗、疾病控制和检验检疫等多个专业领域,平时分散在政府职能部门、专业管理机构、科学研究机构和专业救治机构等各个行业中,如果缺少定期培训与演练,在突发情况下难以及时动员完成应急任务。建立专业的应急队伍是快速响应的前提,而快速响应对于减少突发公共卫生事件群体危害至关重要，这很难仅仅依靠主管部门的自身力量，需要多部门协作。具体来说，需要卫生健康委员会、疾病预防控制中心、传染病救治医院、病毒研究所以及其他医院有明确的分工，保持职能要素互补，实现有效配合与协同联动。

应急物资的供给是应急管理的重要保障，因此，地方政府应在全国统筹的情况下，根据本地常住人口规模、医疗资源量、生产能力等制定详细的物资储备计划，包括物资种类、数量以及存储物资的启用、运输、分配、增减预案等。除物资储备计划外，还需要制定详尽的紧急生产动员方案，包括生产任务分配、原材料供应和人员保障等，以便在物资消耗量过大时能够及时生产补充，从而保障防控措施顺利实施。

2.2 从公共卫生风险防控看城市风险治理优化

经过多年发展，我国已经建立了较为完备的公共卫生风险防控体系，但是在实际运作中还存在不少不足。特别是随着城市的发展，城市规模不断扩大，城市人口越来越多，人们暴露在公共卫生风险中的可能性更大，极端突发公共卫生事件发生的可能性存在，城市公共卫生防控体系还存在较大的优化空间。

2.2.1 基层组织能力再提升

1）基层组织具有不可以替代的特点

风险总是以某种载体的形式出现，而城市所包含的载体形形色色，因此风险问题总是千差万别的。在我国城市安全风险管理的框架结构中，没有哪一个部门像基层组织那样贴近群众。在公共卫生事件应对实践中，不少基层组织获得了较大的发挥空间，快速高效地解决了形形色色的问题，这表明基层组织安全风险管理能力的完善是城市安全风险管理精细化建设的内涵之一。

2）要实现"手、腿"角色向"头"角色的转变

城市风险载体的多样性注定了城市风险辨识过程是一个群策群力的过程，是一场"人民战争"。但是，当前城市安全风险管理过程中普遍出现滞后性，典型表现为"别人生病，我们吃药"，即一地出现问题，其他地方被动开展风险隐患排查，往往缺乏管理重点和主动发现风险隐患的动力和机制，风险辨识与发现机制还有待完善。基层组织作为管理体系的"最后一公里"，是最合适、最接近、最灵动的主体，要把基层做实做强，首先要解决一个观念问题。即基层组织要从上级单位的"手、腿"角色转变为社区、物业的"头"角色，要让基层组织有时间去思考如何发动这场"人民战

争",如何去依靠人民解决问题,逐步将街道与社区打造成一个城市安全风险辨识的责任共同体,促成街道与社区在风险辨识环节的事务联动和责任共担。

3)要让基层组织有更好的工作环境

"基层不牢,地动山摇。"在传染病防控实践中,基层体系发挥了强大的作用。基层党支部就是战斗堡垒,党员干部冲锋在前、社区工作者坚守岗位、网格员深入摸排、派出所民警加大执勤力度、社区医生主动对接、物业宣贯推进各类 App 的使用,共同维护了社会稳定、保障了群众安全。

为进一步让基层组织能放心地轻装前进,发挥其最大的灵活机动性的特点,要坚决反对形式主义、官僚主义。要优化组织协调的技术能力,不要罔顾实际决策指挥。要为基层做好各项资源保障服务,落实人、财、物,上级部门应该是基层干部最坚强的后盾。

同时,要通过完善信息公开制度,深化基层组织参与的层次;构建协同治理制度,帮助基层组织突破风险治理前端工作的技术瓶颈。建立激励机制,树立公众主体意识,建立民意回应体系,培养基层组织下游的工作氛围,尽快实现"基层—底层"的交互式工作格局。建立柔性制度机制,完善法治保障,实现多元协同治理。比如与保险机制相结合,建立社区安全风险管理发展基金,吸引更多优秀的人才。

2.2.2 党建工作基础再夯实

在公共卫生事件应对中,广大党员牢记身份,冲锋在前,既有"我是党员向我看齐"的思想自觉,又有"我是党员我先上"的行动自觉;既有"我是党员我践行"的庄严承诺,又有"我是党员我奉献"的坚持坚守。各级党委干部冲锋在第一线、战斗在最前沿,坚持"双战双赢,两手都硬",以身作则、率先垂范、扛起责任,时刻牢记人民利益高于一切,充分发挥带头表率作用。

1)提升工作效能,让各界力量成为"生力军"

"上面千条线,下面一根针",党员干部就是"穿针"人。城市安全风险管理涉及辨识评估、预测预警、决策指挥和响应应对,是一项系统工程。因此城市安全风险管理很难是一个部门的责任,必须要群防、群治、群控"三治"并进。群防,首要自治添动力,党员同志要以身作则,战斗在一线;群治,首要法治强保障,要做到"问题在哪里,法治在哪里";群控,首要德治聚合力,党员同志要团结社会各界力量。这"三群"的效果如何,各界之力有没有形成"合力",很大程度取决于基层党员干部的协调水平。

2）统一认识，让党组织成为"主心骨"

在政治认识方面，要坚决服从党中央统一指挥、统一协调、统一调度，各项保障要根据需要及时响应、迅速行动。在责任认识方面，要充分发挥党组领导责任，健全党政领导干部问责机制，切实做到守土有责、守土担责、守土尽责。在法治认识方面，要极力响应党中央的号召，运用法治思维和法治方式理解当前的新局势，解决当前的新问题。在大局认识方面，要坚持全国一盘棋，从全局上形成强大的"双战"合力，为防疫战、经济战的胜利作出贡献。在居安思危认识方面，要以大概率思维预防小概率事件，下沉到基层一线，严防死守、不留死角，构筑城市安全风险管理的严密防线。

2.2.3 评估评价工作再完善

1）城市重大风险评估的丰富内涵

城市重大风险评估是强化城市风险防范科学性的基础。一旦暴发重大公共卫生事件，初期容易出现医疗资源挤兑的情况，恶化防控局势。针对传染病事件，我国坚持"早发现、早报告、早隔离、早治疗"的原则，与其对应的是应急管理中的"监测、预警、响应、实施"，关键在于"早"。实现"四早"以避免医疗资源的挤兑，关键在于"早预防、早准备"，而做好"预防、准备"就必须要进行重大风险评估。从城市安全风险管理的"时间链"上讲，应急响应"牵一发而动全身"，重大风险的评估就是这"一发"的核心组成，其重要性不言而喻。

从当前城市安全风险管理的流程上看，重大风险的评估机制还有待进一步完善。做好城市重大风险评估工作，能让管理行为更加具体化，更加受控，进而实现城市安全风险管理的主动性，实现科学决策、发挥系统效能。

做好城市重大风险评估工作要重点解决两个问题：一是找到重大风险，即"评价标准"的问题；二是如何评估，即"评估能力"的问题，其内容异常丰富。以公共卫生事件为例，传染病发生前后，如何有效地评估本地区的应急准备能力、应急应对能力和应急恢复能力？这些问题都必须紧紧围绕科学化、专业化的风险评估理论与方法开展工作，从而予以解答。

2）建设城市重大风险评价标准要把握两个关键

"重大"在本质上是"评价"的结果，而评价必须要建立"评价标准"，准确地确定"评价标准"是工作科学导向的前提。"评价标准"的确定有两个关键：一是"准星"，二是"量尺"。

城市运行重大风险的确定必须要以"城市运行安全保障的要求"为"准星"，以匹配城市发展和经济建设的需要为"量尺"。而"量尺"要结合单个城市的文化底蕴、地理环境、产业结构、行业特征、发展定位去设计、确定和执行。城市风险防范与应急管理工作是不能脱离城市特征的。

以公共卫生事件为例，最大的"准星"就是牢记人民利益高于一切。这是以人民为中心治国理政思想的集中体现，也是加强城市风险治理体系建设的基本出发点，是一切城市安全风险管理工作的出发点和工作目标。"量尺"要结合本地区的实际情况，实事求是地处理问题、解决问题。例如，北上广深等超大城市有其内在的治理方法与治理逻辑，传染病应对将会突出大客流与输入性防控；而广大三四线城市、城镇则将会突出属地治理、源头治理与防控。

3）开展城市重大风险评估工作要理清两个内涵

结合城市安全风险管理的要求和实际工作特点，城市重大风险评价工作的思路重在把握住两个内涵：一是"做正确的事"，二是"正确地做事"。"做正确的事"就是要将专业的风险评估贯穿于突发事件应对的全过程，在预防和应急准备、监测与预警、应急处置与救援、事后恢复与重建4个阶段都应建立侧重点不同的风险评估内容。而"正确地做事"则是指通过对《中华人民共和国突发事件应对法》《突发事件应急预案管理办法》等法律法规文件的修改完善，在应急处置的不同阶段，建立科学化、专业化的风险评估制度。例如，在应急准备阶段，通过风险评估，得到应对不同类别不同等级突发事件所需要的人力物力，从而做好充分准备；在监测与预警阶段，注重定量化客观指标的监测，着重构建实时监测系统，针对不同类型和不同级别的风险提前预警，从而实现分类分级响应；在应急处置阶段，通过实时风险评估，实现处置方法与手段的实时更新与改进；在事后阶段，通过风险评估，总结经验教训，促进城市安全风险管理体系的更新与建设。

2.2.4 "多元共治"水平再提高

多元共治是协同理论在城市治理中的应用，是城市安全风险管理工作发展的高级形态。协同理论认为，千差万别的系统，尽管属性不同，但在整个环境中存在相互影响又相互合作的关系。在城市安全风险管理系统里，多元主体的"共治"，是指党、政府、企事业单位、社会组织和公民个体等多元主体发挥自身特定优势，参与并开展紧密合作的治理活动。新形势下，应当逐步将传统的政府一元主体主导的行政化管理体系转型升级为开放性、系统化多元共治的城市精细化治理体系。当前要定位多元功能、丰富共治内涵，前瞻性地开创"党建引领、政府主导、企业载体、社会参与、市场黏结、文化支撑"的城市安全风险管理格局，实现城市风险防范的协同效应。

1)以党建为路径,着重解决引领机制

要全面落实新时代党的建设总要求,聚焦工作重点,突出精准发力,夯实工作基础。聚焦城市安全风险管理工作,构建区域统筹、条块协同、上下联动、共建共享的工作新格局,实现党建"一颗子"激活应急管理发展"全盘棋"。突如其来的防控要求在多元化的城市中快速实现对社会的"再组织",动员广大市民积极参与防控。执政党深度嵌入社会,并且具备强大的群众动员能力,这是我国特色政治制度下的突出优势之一,也是城市风险治理可以依靠的基本路径。通过"政治"的高度全面夯实党在城市社会中的群众基础,建立健全民意传送机制和渠道,整合社情民意和利益诉求,深化基层党组织与群众的密切关系,只有这样才能在利益多元化的城市社会中充分发挥党的政治引领作用。在我国应对突发公共卫生事件的过程中,要通过"组织引领""党员干部对口支援联系"等举措,让大量的党员干部下沉到基层社区,帮助织密织牢防控网络,构建起以基层党组织为内核的群防群治体系,最大限度地发挥党组织的纽带作用,协调、整合防控力量,切实做到"五早"(早发现、早报告、早诊断、早隔离、早治疗),从而有效遏制扩散蔓延[1],确保全社会应对工作整体有序,使社区成为应对突发公共卫生事件的坚强堡垒。

2)以政府为核心,着重解决创新机制

在以往的传染病防控实践中,国务院联防联控机制快速组建,细分工作组明确职责,分工协作,形成了防控传染病的有效合力。国家层面的联防联控机制也为地方各级政府和基层社区的联防联控工作提供了实践依据和参照。面对居民高度关注传染病动态、各类信息满天飞的复杂舆论局面,政府逐步从传染病初期陷于负面舆论漩涡的被动状态转向主动引导舆论,在每天进行公开、透明、及时的传染病报道的同时,灵活运用正能量宣传、专家讲解和可歌可泣的战疫英雄事迹等多种手段开展疏解和抚慰,尽可能避免"疲劳麻木,自我懈怠,埋怨泄愤、信谣传言"等现象成为一种倾向或态势。

3)以企业为载体,着重解决技术问题

在技术应用层面上,企业是市场机制下最灵动的细胞。党的十九届四中全会明确将"科技支撑"作为完善新时代社会治理体系、加强和创新社会治理的重要因素。在历来的公共卫生事件防控中,各类科技成果崭露头角,大数据排查、智能体温检测、物流"黑科技"、快速分离病毒毒株、疫苗研发等科技手段,成为传染病防控和治理效能提升的重要支撑。比如,在应对突发公共卫生事件中,我国注重调动企业活力,将专业性强的环节交给专业企业来完成,由长期从事医药专业物流配送的企业承担分装医疗防护物资这方面的工作,用企业自主开发医药物流管理系统对捐赠物资和药品分类入库、保管,并按照防控指挥部的要求出库,从而激发专业企业主体在助力应对公共卫生事件中的活力。

4）以社会为对象，实现风险治理社会化

如何激发社区居民个人、居民组织、非营利社会组织和驻区单位等非政府主体的积极性，提高这些主体参与度，与社区风险治理体系和治理能力现代化息息相关。

在往年公共卫生事件应对过程中，我国的大多数城市特别是一些超大规模城市，在短时间内即建起了街道、社区、小区、城中村、工业区和楼栋等为基础的联防联控共治网络。不少城市在防控一线迅速形成了"街道干部＋社区工作者＋网格员＋小区业委会＋物业公司＋医务人员＋志愿者"的队伍，并实现了参与人员统一公布、工作统一调配、信息统一发布的有序管理。这样的多元参与，既能确保基层管控得以果断执行，又能通过对多元诉求的吸纳和考虑，在一定程度上避免发生简单粗暴、一刀切的硬隔离行为。

5）以市场为黏结，实现资源配置的优化

市场手段是一种"内在化"手段，既能发挥主观能动性，又能形成淘汰机制，能集聚最好的资源、最优秀的人才并将其投入城市安全风险管理工作中。比如传染病事件中，海南推出复工复产企业传染病防控综合保险，重点针对因政府传染病防控要求进行封闭或隔离所导致的企业在支付员工工资、隔离费用及产品损失等方面的支出，建立了专项的保险险种，形成了"政府＋企业"的投保机制，细化了工资赔付、隔离赔付、产品赔付的办法，覆盖了海南省100多家重点企业，有力地保障了复产复工的顺利进行。

6）以文化为支撑，实现可持续发展

构建城市安全风险管理文化是一项长期工程。城市的韧性和可恢复力不仅表现在硬件设施方面，还表现在城市居民的心理韧性中，表现在突发公共卫生事件面前沉着有序地应对中。

要重点增强民众对谣言、伪科学的辨别能力，避免不必要的恐慌、抢购囤积物资，避免传谣及传播负能量。要进一步增强风险防范工作的政治敏感意识、强化企业风险治理的忧患意识、落实民众的风险规避意识，最终在更深、更广的层面上实现共建、共治、共享。同时，我们应当看到公共卫生事件对国际政治体系的冲击。要充分地认识到世界是多元的，尊重是共存的基础，合作是共赢的前提，互助是共荣的链子，交流是共享的纽带。要摒弃"非此即彼"的陈旧观念，保持"忧患意识"的动力机制，激发、激活内生动力是持续的根本，做强、做好是我们站稳脚跟的基石。文化支撑来自文化自信，而一切自信也会由此而变得更为坚定。

2.2.5 韧性能力建设再落实

公共卫生风险的复杂性要求城市系统提升风险防控能力，实现公共卫生体系和城市运行安全能力的有效协同。尤其要在动态适应中应对各类挑战，这是建设安全韧性城市重要内容。

"韧性"一词源自拉丁文，意为"弹回"。1973年，加拿大生态学家克劳福德·斯坦利·霍林（Crawford Stanley Holling）首次将韧性概念引入生态系统研究中[2]，定义为"生态系统受到扰动后恢复到稳定状态的能力"。自20世纪90年代以来，学者们对韧性的研究逐渐从生态学领域扩展到社会—经济—自然复合生态系统研究中。从城市角度来说，"安全韧性城市"强调一座城市在面临自然和社会的慢性压力和急性冲击后，特别是在遭受突发事件时，能够凭借其动态平衡、冗余缓冲和自我修复等特性，保持抗压、存续、适应和可持续发展的能力。

在公共卫生风险挑战下的城市韧性能力涉及多方面内容，依靠各行各业协同提升。在城市管理功能方面，以风险防控、监测预警和应急救援建设为重点；在城市防御功能方面，以能源供给可靠性、水资源保障、立体交通网、设施网络及通信联通与紧急状态下人民基本生活供给为重点；在城市布局功能方面，以各级防灾分区及避难场所、疏散通道、救援力量和物资储备等要素落地为重点；在城市社会功能方面，以宣传教育、共建共治共享及韧性素养培育为重点。

提升城市风险防控能力的重点在于"文化、技术与管理"，因此韧性也可以分为"文化韧性、技术韧性和管理韧性"，其中，"文化韧性"是根本，"技术韧性"是手段，"管理韧性"是方法。文化是最能潜移默化人类行为的力量。如果把交通系统比喻为一个人，那么文化就是"免疫"系统的基础。为什么有的单位对风险的敏感性很强？那是因为曾经的事故或灾难在其免疫系统里种下了"疫苗"。所以，在一个长期抗旱的区域，整个社区可能缺乏对洪涝灾害的认识和基本的避险意识，若突遇百年一遇的暴雨，在风险意识防范形态上就相对滞后了。与"文化韧性"相比，"技术韧性"更加具体化和形象化，可以将其理解为：利用一系列的技术提升系统在面对突发事件时所表现出来的灵活的能力。比如，在传染病事件中，国内一些城市能够组织所在地企业在短时间内跨界生产口罩、呼吸机等物资，就是一种技术上的韧性。"管理韧性"是方法，包含运行的机制和相应的体制，也可以狭义地理解为"政府韧性"或"组织韧性"。政府韧性主要强调政府的主体地位，要求政府在紧急情况下能够智慧理性地作出准确的判断，而且能够持续跟踪，最后率领民众取得胜利。组织韧性主要强调发挥中国社会主义制度的优越性。和西方国家相比，中国社会主义制度的一大优越性就是拥有强大的组织动员能力。这种能力在面对巨灾型突发事件时,能够迅速调动各类资源,集中各方力量,形成强大合力。通过多种方式让城市在应对各种风险挑战中构建起"免疫力、治愈力、恢复力"。

参考文献

[1] 孙建平.让"一颗子"激活应急管理"全盘棋"[EB/OL].解放日报,[2020-02-11].https://www.rmzxb.com.cn/c/2020-02-11/2518717.shtml.

[2] Holling C. S. Resilience andstability of ecological system [J]. Annual Review of Ecological System, 1973, 4: 1-23.

第 3 章
公共卫生事件挑战下城市运行安全的组织保障

政府系统主要以常态管理为基础构建，其组织结构、资源配置和决策流程都为了应对日常事务而优化。在非常态，特别是面对公共卫生事件如大规模疫情时，政府系统很可能出现灵活性和协同性不足的问题。

在突发公共卫生事件中，城市运行组织保障方面所面临的挑战主要在于管理体制和组织保障。

当前的管理体制还不能适应极端灾害的挑战。一是协调机制不完善，长期以来，应急管理施行的主要是部门式条块管理的组织体制，导致分隔管理、协调困难，且信息系统缺乏统一规划、信息壁垒深厚。二是力量部署不均衡，一方面，基层应急救援队伍的布局和建设水平参差不齐，救援能力有待提升，另一方面，基层应急力量不足，人员少、装备差，应急处置不力。[1-2] 其背后的主要原因是当常态下的系统和流程转变为应急响应模式时难免存在延迟，因此缺乏必要的快速反应能力。特别是突发公共卫生事件具有高度不确定性且社会影响广泛，应急处置还需要不断随着情况的变化而调整，因此突发公共卫生事件对灵活性也提出了更高要求。

在应对突发公共卫生事件的挑战时，城市运行系统要保持韧性，则组织保障是基础。组织保障的核心是通过合理、高效的组织结构和组织方式确保系统运行顺畅，尤其是通过多种方式保证城市运行系统的人力资源支持，因此必须完善法规、强化机制、加快人才培养，以提高应对效率和效果。

3.1 依法依规为突发公共卫生事件应对提供组织保障

应对突发事件首先要有法律、制度和机制的保障，在这一领域，我国不断探索以适应社会的需求和变化。特别是自2003年"非典"之后，我国应对突发公共卫生事件的能力迅速提升，《突发公共卫生事件应急条例》等一系列法律法规的颁布，将突发公共卫生事件应急工作纳入了法治化轨道，明确规范了各个部门的工作职责，让应急体系的组织保障和运转有法可依。2018年，我国将危机管理的职能从各个职能部门中单独划出，建立了应急响应的"一案三制"制度，形成全灾种、大应急的应急管理框架，突发事件处置能力得到进一步提升。2024年，《中华人民共和国突发事件应对法》（以下简称《突发事件应对法》）作为应对突发事件的综合性、基础性法律得到再次修订，在组织保障等多方面作出了新的规定，对突发公共卫生事件的应对也必将产生影响。

3.1.1 突发事件应对从条线管理走向协同管理

总体看，我国应对突发事件的管理逐步从条线管理走向综合管理、协同管理。

1）1949—1978年，主要采取条线管理的方式

在这一时期，突发事件应对主要采用"条线管理"的方式。社会普遍对突发事件还缺乏清晰的共识，在公众视野中，突发事件主要是指各类自然灾害、安全生产事故。应对自然灾害如洪涝和地震，有相应的管理部门，例如：水利部门主要负责洪涝灾害的防范和应对；气象部门主要负责气象灾害的预报和监测；地震部门主要负责地震灾害的监测和预报。但对重大自然灾害的救援主要采取广泛社会动员、全社会参与"一方有难，八方支援"的方式。

这一时期，在公共卫生方面，主要任务是消除重大传染病。当时，肺结核、鼠疫和血吸虫等传染病事件对社会发展产生了较大影响。在推行条线管理的基础上，还广泛动员了社会力量参与传染病的防治。这种全民参与的传染病防治运动，有效地遏制了血吸虫等多种传染病的扩散，也为我国应对这类传染病积累了宝贵经验。

2）1978—2003年，部门间协调机构逐步增多，专业化管理增强

在这一时期，逐步形成了专门的安全生产管理部门，统一管理安全相关事务。在专业对口部门的基础上，又成立了相应的部门间议事协调机构。

各个行业管理部门一般都会成立相应的机构和部门承担本行业的事前预防和事后应急管理工作。例如，至21世纪，国家煤矿安全监察局主要负责煤矿安全方面的监察工作。但是，随着安全生产工作重要性和普遍性的提升，在2001年3月，为了进一

步强化安全生产的综合监管工作和完善安全监管体系，我国又组建了国家安全生产监督管理局。

在实践中，各类灾害事故事件防控和应急管理的复杂性对公共管理提出了新的要求，我国逐步成立了一系列部门间议事协调机构。在自然灾害领域，有国家减灾委员会、国家防汛抗旱总指挥部和国务院抗震救灾指挥部等部门议事协调机构，负责全国灾害管理的协调组织工作，分别对应承担日常具体工作的民政部、水利部和国家地震局的行政职能。在社会安全突发事件的应对中，1991年成立的中央社会治安综合治理委员会，1998年成立的中央维护稳定工作领导小组办公室，对口公安部；2003年成立的国务院安全生产委员会，对口原安全监管局。这类机构的设立，在强调专业性的基础上，提升了应对突发事件的跨部门协调能力。

3）2003—2018年，应急管理法治化、专业化、系统化增强

2003年发生"非典"疫情，这类对全社会可能产生影响的突发事件，提醒我们突发事件防范和应急在专业化和协同性上都要进一步深化。从此，依托政府应急管理办事机构、议事协调机构和联席会议制度建立起来的应急协调机制进一步发展。这一时期也是应急管理法律法规体系建立健全的起步阶段。

在2003年发生"非典"疫情、2004年发生高致病性禽流感疫情时，国务院成立了临时指挥机构，统一领导全国防治疫情工作。在2003年的国务院机构改革中，国家安全生产监督管理局从国家经贸委中独立出来，改为国务院直属机构。2005年，国家安全生产监督管理局升格为国家安全生产监督管理总局。

2005年是全面推进"一案三制"工作之年。"一案三制"是指突发公共事件的应急预案、应急机制、应急体制和应急法制。其中，"一案"是指制定修订应急预案，即根据已经发生和可能发生的突发事件，研究制定应对计划和方案。"三制"则指的是建立健全应急的体制、机制和法制。"一案三制"是应急管理体系建设的基本框架，其中体制是基础，机制是关键，法制是保障，预案是前提。这四个维度共同构成了应急管理体系的核心要素。[3]

2005年4月17日，国务院以国发〔2005〕11号文件正式下发《国家突发公共事件总体应急预案》。[4]总体预案涵盖了总则、组织体系、运行机制、应急保障、监督管理和附则六个章节，形成了一个全面的应急预案框架。强调了应急管理的系统性，包括组织体系、运行机制、应急保障等多个方面，体现了应急管理的综合性和系统性。

2006年，在国务院办公厅内部以总值班室为基础设立国务院应急管理办公室（简称国务院应急办），全面履行政府应急管理职能，实现了政府应急管理职能的常设化和职能的进一步整合，强化了政府在应急管理中的核心协调角色，应急管理智能协同

性进一步增强。同时,专业化管理也进一步加强,通过设立专门的机构来应对自然灾害,形成了明确的职责分工和专业化的管理体系。这些机构与相关的行政部门紧密协调,确保各类灾害管理工作得到有效执行。对于社会安全和生产安全等新兴领域的突发事件,通过成立专门的委员会和监督管理局等机构,提高对复杂安全问题的响应能力。

2007—2008年为应急管理持续推进和夯实基础之年。2007年11月,《突发事件应对法》正式实施;2008年,开始实施《政府信息公开条例》,国务院颁布了《国家突发公共事件总体应急预案》。与此同时,根据《突发事件应对法》的规定,国家建立"统一领导、综合协调、分类管理、分级负责、属地管理为主"的应急管理体制。[5] 截至2008年底,我国陆续出台法律35件,部门法规55件,行政法规37件。可见,应急管理的专业化、法治化、系统化以及快速响应能力的显著进展,为有效处理各种突发事件提供了坚实的制度保障和组织基础。一系列应急预案与应急法规的出台,标志着我国"一案三制"应急管理体制初步建立。

遇到重大突发事件,一般采用启动非常设指挥机构,或者成立临时性指挥机构的方式,由国务院分管领导任总指挥,国务院有关部门参加,应急办总体协调。但是国务院应急办不取代各有关部门的应急管理职责,民政、公安、环境、水利和安监等各有关部门都负有应急管理职责,各自部门内部设立应急管理机构,负责相关类别突发事件的应急管理。国家防汛抗旱、安全生产、海上搜救、森林防火、减灾、抗震、反恐怖、反劫机等专项指挥机构及其办公室,发挥在相关领域突发事件应急管理中的指挥协调作用。这种政府应急管理办公室枢纽抓总、议事协调机构与部门间联席会议统筹的"虚实结合"应急协调机制,以及逐步加强的地区之间、部门之间、条块之间和军地之间的对接,被逐步纳入后续的国务院机构改革中。[6]

地方各级政府是该行政区域突发事件应急管理的行政领导机构,负责该行政区域各类突发事件的应对工作;地方各级政府办公机构(办公厅、办公室)和相关部门相应履行应急管理办事机构、工作机构的职责。

4) 2018—2024年,形成中国特色应急管理体制

2018年以来我国基本形成了统一指挥、专常兼备、反应灵敏、上下联动的中国特色应急管理体制。2018年,应急管理部成立,中国的综合应急管理体系从强调全灾害管理走向重视全过程管理,标志着新时代国家应急管理创新发展的主逻辑[7]。将国家安全生产监督管理总局等13个部门的应急管理类职责统一集中整合,组建成为应急管理部,体现出党和国家积极探索"大应急"应急体系建设的成果,对于探索建立中国特色应急管理制度体系具有里程碑的意义。[8]

全国应急管理系统从"物理变化"转为"化学融合"、从"单打独斗"转为"构建合力",是应急管理机制之变的重要突破。在 2023 年 1 月 5 日召开的全国应急管理工作会议上,应急管理部要求健全完善应急管理体系,围绕建立"大安全大应急"框架,充分发挥应急部门综合优势,推动全要素、全过程协同联动,提升应急管理整体合力。要筑牢清晰严密的责任体系,明确相应的职责清单、工作清单,健全协同高效的应急指挥体系,完善部门间、军地间协调联动机制,构建系统完备的法治体系,建强基层应急和社会共治体系[9]。

这一时期有两个显著的变化,一是在新时代背景下,中国的应急管理体系更加注重安全与发展共存,强调在公共生活中提升个体的安全体验,并在风险预防与控制的制度化框架内,推动应急管理体系的建设,使之覆盖公共安全治理的整个流程。同时,通过专业化和职能化的制度调整,为应急管理的组织变革及政府结构的再造开辟了新的发展机遇。[10] 二是为了提升对突发事件应对的治理能力,新时代的应急管理体制改革需解决与国家安全体制的衔接问题,发展向更加综合、整合及协同的方向,完善应急治理的机制体系,实现多方主体的协同治理。这些对于快速有效地应对如传染病暴发等公共卫生危机至关重要。

2024 年,新修订的《突发事件应对法》公布,给我国突发事件应对工作带来多方面的重大变化。一是坚持和加强党对突发事件应对工作的全面领导。二是坚持人民至上,生命至上。坚持依法科学应对,尊重和保障人权。三是进一步健全管理和指挥体系。四是完善突发事件信息报送和发布制度。五是强化应急保障。六是加强突发事件应急能力建设。七是全流程完善突发事件应对制度体系。八是充分发挥社会力量在突发事件应对中的作用,包括建立健全完善突发事件投诉、举报制度,表彰、奖励制度,专家咨询论证制度,支持引导社会力量参与应对突发事件,鼓励各类主体储备基本的应急自救物资和生活必需品。九是进一步完善相关法律法规责任规定。

作为突发事件应对领域基础性、综合性法律,这次全面修订是应急法治发展史上具有里程碑意义的事件,确立了我国突发事件应对改进和完善的方向,有助于进一步完善突发事件系统应对能力,提升公共安全治理能力,完善公共安全治理体系。这一法律的修订,对突发公共卫生事件应对体系和能力的完善具有重要意义。

3.1.2 突发公共卫生事件应对法制、体制日趋完善

1. 我国突发公共卫生事件法律法规发展

预防和应急处置是公共卫生管理的两大基本内容。

在预防方面,涉及的法律法规主要有《中华人民共和国国境卫生检疫法》《中华人民共和国国境卫生检疫法实施细则》《中华人民共和国职业病防治法》《中华人民共和国精神卫生法》《中华人民共和国传染病防治法》《艾滋病防治条例》《职业病诊断与鉴定管理办法》《职业健康检查管理办法》《中华人民共和国食品安全法》等。

在应急处置方面,涉及的法律法规主要有《中华人民共和国突发事件应对法》《重大动物疫情应急条例》《放射性废物安全管理条例》《突发公共卫生事件应急条例》《国家突发公共卫生事件应急预案》等。

1)法律法规建设与发展

中华人民共和国成立后,高度重视传染病防治,在百废待兴的状态下,1950年10月政务院颁布《关于发动秋季种痘的指示》,同年,卫生部制定了《种痘暂行办法》;1955年国务院批准卫生部发布《传染病管理办法》;1957年第一届全国人大常委会制定了《国境卫生检疫条例》,在较短的时间内,降低了战争后传染病的流行可能。

1978年9月,国务院批准卫生部发布《急性传染病管理条例》,初步确立了疫情报告、计划免疫和家犬管理等传染病防治和管理的法律制度。

1989年2月21日,第七届全国人民代表大会常务委员会第六次会议通过《中华人民共和国传染病防治法》[11],这部法律的颁布具有里程碑意义,为我国传染病防治提供了基本的法律框架和制度保障,标志着我国传染病防治工作进入法治化轨道。

进入21世纪,我国传染病防治和应急处置等相关法律法规的建设在2003年"非典"疫情后进入发展的快车道。

2003年"非典"疫情对我国突发公共卫生事件应对产生了深远影响。2003年4月14日,国务院常务会议听取并原则同意卫生部关于建设完善国家突发公共卫生事件应急反应机制问题的汇报,会议部署了建设应对突发性公共卫生事件的应急管理机制的工作。这个机制的基本要求是:中央统一指挥,地方分级负责;依法规范管理,保证快速反应;完善监测体系,提高预警能力;改善基础条件,保障持续运行的应对突发性公共卫生事件的应急管理机制。[12]

2003年5月9日,中华人民共和国国务院令第376号公布的《突发公共卫生事件应急条例》将突发公共卫生事件应急处理工作纳入法制化的轨道,建立和完善了我国突发公共卫生事件应急处理机制,是及时、有效地处理突发事件的重要依据。

2)法律法规体系持续完善

2007年,全国人大常委会通过了《突发事件应对法》,对突然发生、造成或者可能造成严重社会危害、需要采取应急处置措施予以应对的公共卫生事件等四类事件,按照社会危害程度、影响范围等因素，分为特别重大、重大、较大和一般四级，采取预防与应急准备、监测与预警、应急处置与救援、事后恢复与重建等措施。[13]这一法律的出台对公共卫生突发事件处置和应对提供了基本遵循。2024年，这部法律进一步修订，对突发公共卫生事件相关法律的衔接作出规定：突发事件的预防与应急准备、监测与预警、应急处置与救援、事后恢复与重建等应对活动，适用《突发事件应对法》。《中华人民共和国传染病防治法》（以下简称《传染病防治法》）等有关法律对突发公共卫生事件应对作出规定的，适用其规定。有关法律没有规定的，适用《突发事件应对法》。

2004年和2013年分别对《传染病防治法》进行了修订，对传染病防治工作的责任主体、防控措施、涉及领域和场所等进行了更加丰富详细的规定。

2023年10月20日，传染病防治法修订草案提请十四届全国人大常委会第六次会议初审。这次修订总体看：一是坚持以习近平新时代中国特色社会主义思想为指导，贯彻落实党的二十大精神，坚持人民至上、生命至上，防范化解公共卫生领域重大风险；二是完善重大疫情防控体制机制，加强防控救治体系和应急能力建设；三是坚持科学精准防控，高效统筹疫情防控和经济社会发展；四是坚持问题导向，围绕疫情防控中暴露出的短板和社会各方关注的问题，有针对性地完善制度；五是注意与国境卫生检疫法、突发公共卫生事件应对法等法律制修订工作的统筹衔接，形成制度合力[14]。

各地也根据地方实践对突发公共卫生事件应对的法律法规进行了完善。上海市在2020年11月1日正式实施《上海市公共卫生应急管理条例》，提出要建立和完善公共卫生应急管理的五大体系，包括建设各方参与的公共卫生社会治理体系、集中统一的公共卫生应急指挥体系、专业现代的疾病预防控制体系、协同综合的公共卫生监测预警体系、平战结合的应急医疗救治体系，构建起符合国情、市情、社情的公共卫生应急管理体制机制。浙江省在2020年11月13日正式印发《浙江省突发公共卫生事件应急预案》和《浙江省突发急性呼吸道传染病事件应急预案》，进一步完善了突发公共卫生防控救治体系，提高应急能力。

2. 我国公共卫生管理行政体制逐步发展

经过长期发展，我国已经建立了由医院、基层医疗卫生机构和专业公共卫生机构等组成的覆盖城乡的医疗卫生服务体系。中华人民共和国成立之初，全国各省、自治区、直辖市以及地（市）、县（旗、区）建立卫生防疫站，开展疾病控制、卫生监督、卫生监测、卫生宣教和科研培训等工作。至20世纪70年代末，我国初步建立了覆盖县乡村三级医疗预防保健网的公共卫生服务体系。1979年，卫生部颁布《全国卫生防疫站工作条例》，加强卫生防疫站专业管理。1983年，中国预防医学科学院成立，我国疾病预防专业能力进一步提升。

2002年1月，中国疾病预防控制中心成立，国家一级的疾病预防控制专业力量进一步加强。2003年之后，我国公共卫生服务体系建设得到了显著发展。2006年3月，卫生部组建疾病预防控制局、卫生监督局，各级疾病预防控制中心（Center for Disease Control and Prevention, CDC）、各级各类医院、各级妇幼保健院和社区卫生服务机构（在农村为乡镇卫生院和村卫生室）组成较为完备的公共卫生服务网络。[15] 特别是基层卫生服务网在传染病防治、食品卫生、劳动卫生、放射卫生、环境卫生和学校卫生等方面，发挥了一网多用、综合服务的整体功能，已成为基本卫生保健服务的重要保证。"中央、省、市、县"四级的疾病预防控制体系和卫生监督体系基本建立。

党的十八大以后，随着政府机构改革的深入推进，2018年3月，我国宣布组建国家卫生健康委员会，将公共卫生应急职责交给国家卫生健康委。这些改革旨在建立一个"统一指挥、专常兼备、反应灵敏、上下联动、平战结合"的应急管理体制。这种体制结构强调了指挥的统一性和反应的灵敏性，同时也强调了平时与战时、上级与下级之间的有效联动和协作。

2021年5月，国家疾病预防控制局正式挂牌成立，作为隶属国家卫生健康委管理的副部级单位，全权负责指导疾病预防控制体系，规划指导疫情监测预警体系、疾病控制科研体系建设和公共卫生监督管理、传染病防治监督等工作。国家疾病预防控制局的成立，标志着我国突发公共卫生事件应急管理向全过程专业化管理更进一步。其主要职责有以下几点。组织拟订传染病预防控制及公共卫生监督的法律法规草案、政策、规划、标准，负责疾病预防控制网络和工作体系建设。领导地方各级疾病预防控制机构业务工作，制定监督检查和考核评价办法并组织实施。审核省级疾病预防控制局的监测预警等规划计划和应急预案，指导开展监测预警、免疫规划和隔离防控等相关工作，建立上下联动的分工协作机制。制定并组织落实国家免疫规划以及严重危害人民健康的公共卫生问题的干预措施，负责预防接种监督管理工作，组织制定检疫、监测传染病目录，提出法定传染病病种调整建议。统筹规划并监督管理传染病医疗机构及其他医疗机构疾病预防控制工作，指导建立疾病预防控制监督员制度，制定疾病预防控制系统队伍建设的方针政策并组织实施。规划指导传染病疫情监测预警体系建设，组织开展疫情监测、风险评估工作并发布疫情信息，建立健全跨部门、跨区域的疫情信息通报和共享机制。负责传染病疫情应对相关工作，组织开展流行病学调查、检验检测和应急处置等工作，拟订应急预案并组织开展演练，指导疾病预防控制系统应急体系和能力建设，负责应急队伍、志愿者队伍建设，提出传染病疫情应对应急物资需求及分配意见等。

到 2023 年，我国专业公共卫生机构数量见表 3-1，其中共有疾病预防控制中心 3 426 个。在基层医疗卫生机构中，社区卫生服务中心（站）有 37 177 个，乡镇卫生院有 33 753 个，诊所和医务室有 318 938 个，村卫生室有 581 964 个。

表 3-1 2023 年专业公共卫生机构数量

机构类型	数量（总数）	省级（个）	地（市）级（个）	县（区、县级市）级（个）
疾病预防控制中心	3 426	31	410	2 822
卫生监督机构	2 791	21	351	2 143
妇幼保健机构	3 063	26	380	2 577

数据来源：2023 年我国卫生健康事业发展统计公报。

行政体制的完善为公共卫生的常态化管理和应急处置奠定了基础。

3. 突发公共卫生事件预案体系逐步完善

1）预案体系与法律体系有效衔接

完善的卫生应急法律体系是保障突发公共卫生事件预防与应对的基础，它确保政府在面对突发事件时，有明确的法律依据来行使其公权力，从而有效地进行社会管理。法律保障不仅提高了政府的管理效率，也增强了公众对政府应对措施的信任和配合。

预案体系是针对突发事件应对和处置的具体要求，是预先制定的专业化、可操作的工作方案。法律体系提供了应对突发事件的原则和指导，而预案体系则将这些原则细化为具体的操作步骤和措施，使应对工作更具实效性和可操作性。目前，法律体系与预案体系之间已经形成了一些有效衔接。这些衔接体现在法律对预案制定的指导和规范上，也体现在预案对法律要求的具体落实上。通过这些有效衔接，能够确保应急响应措施的合法性、科学性和实效性。例如，《突发事件应对法》规定了预案体系、预案内容，要求重点单位应制定预案，同时还明确了在发布相应预警级别后应启动应急预案。这相当于建立了法律与预案实际应用之间的联系，清晰界定了预案启动的条件和时机。《突发公共卫生事件应急条例》①对预案的制定、内容、管理和启动等提出了原则性要求，实际工作中仍需进一步完善，对相关单位的专业能力提出了更高的要求。

2）预案体系主要发展阶段

2006 年前后，随着我国突发公共事件应急预案体系的发展，公共卫生应急预案体

---

① 2003 年 5 月 9 日中华人民共和国国务院令第 376 号公布；根据 2011 年 1 月 8 日《国务院关于废止和修改部分行政法规的决定》修订。

系逐步建立。

在《国家突发公共事件总体应急预案》发布后,国务院同时发布了《国家突发公共卫生事件应急预案》和《国家突发公共事件医疗卫生救援应急预案》[16]。这三项预案的发布,既奠定了卫生应急预案体系的基础,也对预案体系构建的基本结构提出了要求。

自此,我国卫生应急预案体系有章可循,逐步完善。各省和设区的市政府基本都以两项国家专项预案为纲,制定了本级的相应专项预案。通过国家卫生应急示范县评比等工作,县级政府专项预案的制定率显著提升。同时,各级地方政府和专业部门根据实际需要制定了一系列地方预案。国务院卫生行政部门先后制定了《卫生部应对流感大流行准备计划与应急预案》(2005 年)、《人感染高致病性禽流感应急预案》(2006 年)、《非职业性一氧化碳中毒事件应急预案》(2006 年)、《国家鼠疫控制应急预案》(2007 年)、《高温中暑事件卫生应急预案》(2007 年)、《全国自然灾害卫生应急预案(试行)》(2009 年)、《卫生部核事故和辐射事故卫生应急预案》(2009 年)、《卫生部突发中毒事件卫生应急预案》(2011 年)、《卫生部食品安全事故应急预案(试行)》(2013 年)等一系列部门预案[17]。

同时,各级各类医疗、卫生机构作为专业机构制定了本单位的卫生应急预案。学校、托儿机构和公共场所等重点单位也制定了相应的卫生应急预案。这一阶段是各类预案从无到有快速发展的时期。

2013 年以来,我国公共卫生领域预案体系发展趋于规范。

国务院办公厅于 2013 年发布了《突发事件应急预案管理办法》。为了在卫生应急预案的管理中落实和细化上述管理办法,原国家卫生计生委于 2017 年制定发布了《卫生应急预案管理办法》[17],该办法针对突发公共卫生事件应对和突发公共事件医疗卫生救援类的专项预案、部门预案、地方预案、医疗卫生机构预案和重点企事业单位预案等,从预案内容、编制、审查、公布、培训、演练和动态管理等方面作出了明确要求。

至此,我国卫生应急预案体系从无到有、从无序到规范,已经形成涵盖不同政府层级、不同事件类别、专业与非专业单位在内的一系列卫生应急预案,这一预案体系作为突发公共卫生事件预防的重要手段,正发挥着越来越重要的作用。

3)预案体系发展日益规范

近年来,突发事件应急预案进一步向基层落实,细化预案内容,提升专业化水平和基层应对能力。同时,对于基层管理单元来说,由于各项工作通常整合在一个单位,突发公共卫生事件的基层预案的编制,在趋势上日益表现为编制整合事件类别的综合性预案。

2023年，应急管理部专门组织力量深入基层单位开展相关工作调研。根据基层单位需求，深化调研成果转化应用，印发了《乡镇（街道）突发事件应急预案编制参考》和《村（社区）突发事件应急预案编制参考》（以下简称《编制参考》），并通过应急管理部网站向社会公开发布，为全国各乡镇（街道）和村（社区）开展应急预案编制工作提供"菜单式"服务。两项《编制参考》聚焦基层应急预案编制涉及的工作原则、程序步骤，以及指挥机构、预警传播、信息报告、应急响应、先期处置和自救互救等关键内容，提出了具体参考意见，推动提升基层应急预案实用性和可操作性。这一编制参考对于基层突发公共卫生事件预案的编制也具有重要意义。

2024年1月31日，国务院办公厅印发了新修订的《突发事件应急预案管理办法》（以下简称《办法》），将为公共卫生突发事件预案管理的规范奠定基础。《办法》在推动建立健全全国突发事件应急预案体系、规范加强应急预案管理方面发挥了重要作用，标志着我国应急预案管理进入新阶段，对推进国家应急管理体系和能力现代化具有重要意义。《办法》重点针对应急预案规划、编制、审批、发布、备案、演练、评估和修订等方面工作作了优化调整。《办法》明确了应急管理部门负责指导应急预案管理工作、综合协调应急预案衔接工作，有关部门负责本部门（行业、领域）应急预案管理工作，明确了应急管理部门在征求意见、审核审批、备案管理和数据库管理等过程中进行预案衔接性把关的要求，有利于充分发挥应急管理部门的综合优势和各相关部门的专业优势，根据职责分工承担各自责任，确保责任链条无缝对接，形成整体合力。一是突出"全"，构建全领域、全范围、全层级的应急预案体系。二是注重"细"，明确各类应急预案编制管理流程及具体要求，明确细化了通信、交通运输、医学救援、新闻宣传和灾害救助等功能保障类应急预案编制要点，对重大活动保障、重要目标保护和基层应急预案及支撑性文件等进行细化规定，有利于增强应急预案的针对性和可操作性。三是把准"新"，理念创新方面，坚持系统思维、底线思维、极限思维和精细化管理、为基层减负理念，突出了对各级各类应急预案全流程管理的统筹设计以及预案之间的衔接融合，补充了小概率、高风险、超常规极端情形下的巨灾应急预案编制规定，简化了乡村和小微企业应急预案编制要求。在模式创新方面，推行基于情景的应急预案编制方法，加强全生命周期内的编制、实施、评估和改进质量管控；借鉴法规规章径送司法部门备案的做法，优化创新应急预案备案制度设计。在手段创新方面，注重运用信息化、数字化和智能化技术，强调构建统一的应急预案数据库，破解数据库关联难题，推动大规模应急预案数据的管理和共享。

2024年,《突发事件应对法》修订,新增要求地方各级人民政府和县级以上地方人民政府"制定相应的突发事件应急预案并按国务院有关规定备案",并且要求县级以上人民政府应急管理部门指导突发事件应急预案体系建设,综合协调应急预案衔接工作,增强有关应急预案的衔接性和实效性。

随着一系列法律法规的完善,突发公共卫生事件预案体系势必得以进一步完善,从而在实践中更好地为突发公共卫生事件应对提供行动依据。

3.2 组织保障的主要原则与内容

按照《突发事件应对法》的规定,国家建立统一指挥、专常兼备、反应灵敏、上下联动的应急管理体制和综合协调、分类管理、分级负责、属地管理为主的工作体系。

应对突发公共卫生事件需要政府的领导、组织和协调,同时还需要政府对防疫的医疗设施进行管理。政府和各部门密切协作,通过明确分工、信息共享和资源整合,形成强大的合力,提高应急响应效率和效果,确保社会稳定和公共安全。事实上,协同的基础是统一指挥,统一指挥的目标是各个部门有效协同。

3.2.1 指挥体系

在我国,落实突发状态下的各部门协同,主要是通过统一指挥和统一领导、分级负责的原则,确立基本的运行组织架构。

这一原则应落实在公共卫生风险防控的各个阶段,特别是在突发公共卫生事件发生后,对这一原则的落实有着更为具体的要求,并有法律法规的保障。统一指挥和统一领导,是指在突发事件的应急处理的各项工作中,一般是在应急处理指挥部总指挥的统一领导和指挥下,各有关部门按照应急预案规定的工作方案以及应急处理指挥部根据突发事件的具体情况作出的部署开展工作。

1. 全国性突发公共卫生事件指挥部的设立

按照《突发事件应对法》的规定,国务院在总理领导下研究、决定和部署特别重大突发事件的应对工作;根据实际需要,设立国家突发事件应急指挥机构,负责突发事件应对工作;必要时,国务院可以派出工作组指导有关工作。

《突发公共卫生事件应急条例》设计了中央和地方两级应急体制。当在全国范围内或跨省、自治区、直辖市范围发生突发事件时,国务院应当成立全国性的突发事件应急处理指挥部。由国务院有关部门和军队有关部门组成,国务院主管领导人担任总指挥,负责对全国突发事件应急处理的统一领导、统一指挥。国务院卫生行政主管部门和其他有关部门,在各自的职责范围内做好突发事件应急处理的有关工作。[18]

按照《突发公共卫生事件应急条例》的规定,应急处理指挥部是一个灾害状态下应急的、临时性的机构,平时并不存在。其管理难点在于这一临时机构如何能高效协同运作。考虑到不同类型的突发事件,可能涉及的部门不同,因此,对不同类型的突发事件,指挥部的组成单位也应该有所不同,需要根据突发事件应急处理的需要确定具体部门。

突发公共卫生事件对公众健康有直接影响,卫生部门要负责预防和救治,但这类事件不仅仅是卫生问题,也是社会问题,需要各部门共同努力来解决。因而,《突发公共卫生事件应急条例》规定,国务院卫生行政主管部门和其他有关部门,应在各自的职责范围内做好突发事件应急处理的有关工作。

总之,指挥部统一指挥,各部门协同合作,各司其职,是成功应对突发公共卫生事件的关键。

2. 县级以上突发公共卫生事件应急指挥

地方性事件由相应的属地人民政府负责,设立地方突发事件应急处理指挥部来统一领导和指挥。按照《突发事件应对法》规定,县级以上人民政府是突发事件应对管理工作的行政领导机关。县级以上地方人民政府设立由本级人民政府主要负责人、相关部门负责人、国家综合性消防救援队伍和驻当地中国人民解放军、中国人民武装警察部队有关负责人等组成的突发事件应急指挥机构,统一领导、协调本级人民政府各有关部门和下级人民政府开展突发事件应对工作;根据实际需要,设立相关类别突发事件应急指挥机构,组织、协调、指挥突发事件应对工作。

根据事件的严重程度,指挥机构的设置要求也有不同。新修订的《突发事件应对法》规定:突发事件发生地县级人民政府不能消除或者不能有效控制突发事件引起的严重社会危害的,应当及时向上级人民政府报告。上级人民政府应当及时采取措施,统一领导应急处置工作。《突发事件应对法》还规定:突发事件涉及两个以上行政区域的,其应对管理工作由有关行政区域的上一级人民政府负责,或者由各有关行政区域的上一级人民政府共同负责。共同负责的人民政府应当按照国家有关规定,建立信息共享和协调配合机制。根据共同应对突发事件的需要,地方人民政府之间可以建立协同应对机制。

对于突发公共卫生事件,会根据事件对公众健康的影响或潜在影响的严重程度来划分级别。这种级别的划分帮助确定应对措施的紧迫性和资源的配置。具体的级别划分和应对措施通常在应急预案中详细规定。

公共卫生事件的影响范围往往不以行政区划为约束条件。例如，一个省辖区内发生突发公共卫生事件时，尽管可能只发生在一个或两个县，但是其社会影响是巨大的，需要由省级政府进行指挥，以强化指挥力度。从目前国情和实践应对看，县、乡级政府由于自身医疗救助能力、物资储备能力和科研技术能力的限制，实际上很难领导和指挥应对工作。而由省级政府统一领导、指挥就可以有效地切断传染源，避免向邻近的县、市传播。

通过这样的分级负责协作系统，可以确保突发事件的应对更加有序和高效，同时可以根据事件的不同特点和严重程度进行合理的资源分配和管理。这种机制旨在加强应急管理的专业性和响应速度，确保在危机时刻能够保护公众安全并最小化损失。

总之，政府作为应对突发公共卫生事件的核心力量，不仅是制定和执行防控政策，还要确保各级部门在公共卫生事件过程中各司其职、通力合作，形成合力以应对危机。

3.2.2 协作体系

1. 突发事件协作体系的基本结构

建立统一的指挥体系，目的是更好地实现各部门之间的协作，快速将条线管理转向应对具体事件的综合协作管理。多部门各司其职，但又在统一的指挥体系下协作运转。其中，地方人民政府卫生行政主管部门是对突发事件进行应急处理的主要力量，其职责就是负责组织突发事件的调查、控制和医疗救治工作。

突发公共卫生事件发生后，卫生行政主管部门主要需要开展三项工作。一是开展调查工作，即应当立即组织有关单位或人员，或者自行对事件发生的原因、涉及的人群、地域范围、事件的危害程度、影响及发展趋势进行调查。二是采取控制措施，即根据突发事件的情况，采取现场控制措施，如保护现场、保护水源以及其他控制措施，防止事态扩大。三是进行医疗救治工作，即对因突发事件致病、致残的人员进行医疗救治。

突发事件发生后，除卫生部门负责组织突发事件的调查、控制和医疗救治工作之外，其他部门也必须按照各自的职责做好工作。各部门的协同配合是应对突发公共卫生事件的关键，可以提高应急响应的效率和效果。突发公共卫生事件往往涉及医疗、公共卫生、交通运输、市场监管、应急救援等多个领域，需要各部门在信息共享、资源整合和联动机制等方面进行全方位的协作。通过建立高效的协同机制，各部门能够迅速获取信息、精准判断形势、及时采取措施，从而有效遏制疫情扩散，减少对社会经济的负面影响。各部门的协作还能够增强社会公众的信心和凝聚力。在突发公共卫生事件的应对中，政府和各部门的紧密协作不仅能够提供强有力的物资和技术保障，还能向公众传递积极的信息，增强公众的安全感和信任感。政府和各部门通力合作，能够更好地动员社会各界力量参与到防疫工作中，共同战胜危机。

例如，发展改革部门统筹应急物资的储备和调度，经济信息化部门协调应急生产和供应链管理，商务部门确保紧急采购和市场稳定，应急管理部门负责总体应急响应和指挥，粮食物资储备部门保障基本生活物资的充足供应，药品监管部门则需要确保药品、医疗器械和防护用品的质量和供应。这些部门分工明确、协调联动，才能确保在突发事件中物资供应充足、物流畅通、市场稳定、社会秩序井然。

2020年10月27日，上海市第十五届人民代表大会常务委员会第二十六次会议通过《上海市公共卫生应急管理条例》，明确市人民政府统一领导上海市公共卫生应急管理工作，并明确了应急处置相关部门的组成。区和乡镇人民政府、街道办事处具体负责本辖区内的公共卫生应急管理工作，落实上一级人民政府及其有关部门制定的公共卫生应急管理措施。卫生健康部门按照职责，负责组织实施公共卫生日常管理和公共卫生事件监测预警、应急处置、医疗救治等相关工作。民政部门负责指导公共卫生事件的社区防控，以及养老服务机构、儿童福利机构、残疾人养护机构的公共卫生事件预防与处置工作，指导开展慈善捐赠、志愿服务相关活动。教育部门负责指导监督学校、托幼机构和培训机构落实公共卫生事件预防与处置措施，制定并组织实施公共卫生事件应急处置期间的停学和复学方案。公安、交通、市场监管、绿化市容、生态环境、农业农村、住房城乡建设管理、城管执法、房屋管理、文化旅游、体育、人力资源和社会保障、医疗保障、财政、税务、科技、国有资产、金融管理、司法行政、海关等部门按照各自职责，做好公共卫生事件预防与处置相关工作。

指挥协作体系在实践中是一体的，从某种程度上说，指挥体系决定了协作结构，为突发事件应对提供了最基础的组织保障。

在平急转化过程中，指挥体系和协作体系总体上是由常态下的层级化向相对扁平化转换，以便复杂信息能更为高效地在不同的组织模块中共享，提高决策效率。同时，又要充分发挥各级组织的作用，统一指挥统一行动；在相对扁平化的同时，又要坚决做到统一指挥，分级负责。

我国还将进一步建立完善省市县三级应急指挥、协调体系，发挥各级应急管理委员会等议事协调机构作用,推动统一指挥、现场指挥、专业指挥衔接融合,健全各专项应急指挥机构牵头、各有关部门和单位参与的指挥联动协作机制。建立应急会商、处置联动和信息互通机制,在上报灾害事故信息时,同步抄送本级应急管理部门,防止重大灾害事故信息报送不及时和信息倒流的现象。通过应急管理等部门系统推进应急指挥平台建设,开发指挥调度、协同会商、预案管理和一图研判等功能,运用信息化手段实现政府与相关行业主管部门、重点区域和单位、重点应急救援队伍的互联互通、协调联动。加强应急指挥中心的规范化、标准化建设,推动各层级应急通信装备应配尽配,建成省市县贯通的应急指挥信息网和自上而下的应急指挥平台体系。

2. 突发公共卫生事件联防联控机制

突发公共卫生事件具有特殊性,事件应对往往涉及不同行政区域,需要整合各种社会资源,在实践中的协作主要通过联防联控机制实现。

1)联防联控机制在不同领域的运用

在2008年北京奥运会筹备阶段,京津冀地区为了保障赛事期间区域空气质量,提出了大气污染"联防联控"概念。2010年,在原环境保护部等九部委联合出台的《关于推进大气污染联防联控工作改善区域空气质量的指导意见》中首次正式提及了"大气污染联防联控"概念,并确立了"五统一"的工作机制:统一规划、统一监测、统一监管、统一评估、统一协调。[19]

所谓区域大气污染联防联控是指以解决区域性、复合型大气污染问题为目标,依靠区域内地方政府间对区域整体利益所达成的共识,运用组织和制度资源打破行政区域的界限,以大气环境功能区域为单元,让区域内的省市从区域整体的需要出发,共同规划和实施大气污染控制方案,统筹安排,互相监督,互相协调,最终达到控制复合型大气污染、改善区域空气质量、共享治理成果与塑造区域整体优势的目的。从这个概念出发,区域大气污染联防联控机制包括四个方面的内容:第一,主体机制,指关于区域联防联控主体范围的确定以及主体进入、退出等涉及联防联控主体问题的原则和制度体系的总称,其核心是解决"谁是联防联控主体"和"怎样确定联防联控主体"的问题。第二,目标机制,指建立某种合作关系必须有具体明确的目标,并保证目标的有效性。第三,运行机制,指为了保证合作既定目标的实现,所建立的包括区域大气污染联防联控所需要的要素、合作规则以及具体运行组织、规则和程序的体系,强调联防联控具体运作的可操作和过程的低成本;第四,制度保障机制,即为了保障城市合作的稳定、顺利进行,在其他一切具体运行机制的基础上建立的一套明确的制度保障体系。[20]围绕区域大气污染的联防联控机制是一次很好的实践探索,为其他领域的应用奠定了基础。

2）联防联控机制在公共卫生领域发展与运用

联防联控机制最早以区域联席会议的形式在"非典"疫情后期出现。总体看有以下特点。

（1）联防联控主要表现为国家、部委牵头的跨省协作机制。2006年初，卫生部表示，将密切与农业、交通、公安等多部门的协调与合作……共同对突发公共卫生事件发生和扩散采取联防联控的措施。2009年，在应对甲型H1N1流感期间，联防联控机制得以启动运行，由卫生部牵头的多部门人感染猪流感联防联控工作机制建立并开始运行。在联防联控工作机制下，33个部门和单位（后扩展为38个部门）组成了综合、口岸、医疗、保障、宣传、对外合作、科技、畜牧兽医8个工作组以及甲型H1N1流感防控工作专家委员会，形成"8+1"的联防联控格局[21]。

（2）联防联控机制逐步从应急处置转向为事前常态化协作。2014年，京津冀共建"疾病防控一体化"合作平台。2016年，国家卫生计生委将联防联控机制拓展到应对细菌耐药性领域。

（3）联防联控机制也在国家间展开。2016年，中国、老挝、越南、缅甸四国建立了边境地区传染病跨境防控的合作机制和疫情通报机制。[22]

2020年，国务院联防联控机制更是在传染病防控中发挥了举足轻重的作用。2020年1月，我国快速形成了从中央到基层、从政府到民众的政府联防联控、基层社会群防群控相辅相成的应急管理机制[23]。最初由国家卫生健康委牵头成立，成员单位共有32个部门，下设疫情防控、医疗救治、科研攻关、宣传、外事、后勤保障和前方工作等工作组。此外，根据实际情况，不少区域还快速建立了区域联防联控机制。例如，京津冀三地政府部门制定了疫情联防联控联动工作机制方案，构建起京津冀三地政府部门协调、专业部门对接、全方位协调服务的联防联控工作体系。京津冀联合印发了十个方面的制度措施，协同推动人员流动、交通畅通、物资供应和企业复工复产等重大问题。尤其是卫生健康部门，联合探索建立了京津冀疫情防控沟通机制、信息共享机制、疫情协查管控机制、诊疗方案共享和危重病人会诊等多项机制，取得了显著的疫情防控协同效应[24]。

3）联防联控机制的特点与目标：理念统一，主体联动

联防联控机制主要体现协同治理的理念。协同，在系统科学中是指系统中诸多子系统或要素之间交互作用而形成有序的统一整体的过程。在公共危机中的协同治理通常表现出以下特征：第一，在权力结构上，除了政府之外，非政府组织、企业组织以及公民个人都在公共危机治理的结构中同时拥有权力、能力和责任，形成一种权力与

责任对等、制度化、常规化的多元治理结构；第二，在技术支持上，它利用现代网络与信息技术，打破传统的面对面的合作方式，极大地扩展多元主体在时间上和空间上以多种灵活方式相互配合的可能性；第三，在组织体制上，它以扁平化、弹性化的应对网络替代传统政府组织中机械、僵化的层级，并将公共危机管理主体由单一的政府组织扩展为包括多元治理主体在内的网络系统；第四，在决策机制上，它突破单一政府主体的时序性、阶段性决策方式而实现并行式网络流程，使得先前在时空上处于序列状态的各个环节得以协同凸现，从而保证危机应对的快捷有效。[25]

在实践中，联防联控主要在一致目标的基础上，通过信息共享网络，保障多元主体参与共同决策。联防联控机制主要需解决的问题在于在多元主体参与的协同治理网络中，由原有的组织结构带来的各种信息壁垒，因此通过明确的机制保障信息公开，可以使多元治理主体及时有效地掌握相关的治理信息。

协同治理通过制度约束保证共同目标的实现。由于责任分散和社会公平感缺失等原因，多元主体在协同治理过程中还会出现"搭便车"现象，从而产生"公地悲剧"现象。此外，如果缺乏对处于权力位置主体的监督与制约，往往会导致利益集团的利益固化。凭借自己的强势地位，利益集团利用各种手段、借口来阻挠有悖于自身利益的社会改革，从而难以实现公平和正义。因此，协同治理成败的关键在于是否具有制度或正式程序的保障，确保各类主体在协同治理中可能导致的相互冲突得以协调，保证各类主体在协同治理中的功能差异得到整合，最终实现多元参与主体的功能耦合。[26]

国务院联防联控机制发挥协调作用，持续召开例会跟踪分析研判疫情形势，加强医务人员和医疗物资调度，根据疫情发展变化相应调整防控策略和重点工作。国务院复工复产推进工作机制，加强复工复产统筹指导和协调服务，打通产业链、供应链堵点，增强协同复工复产动能。[27]

3.2.3 社会参与体系

社区和公民在提升城市的防灾减灾能力中扮演着至关重要的角色。一是社区和公民的积极参与可以增强社区内部的凝聚力，促进邻里之间的相互帮助和支持。在灾害发生时，紧密的社区网络和良好的互助机制能够迅速发挥作用，有效进行初期的自救互救，减轻灾害造成的影响。二是每个社区的地理环境、社会结构和资源配置都有其特点，社区和公民对自己所在地区的特性和需求了解最为深刻。通过他们的参与，可以确保防灾减灾措施更加贴近实际，更具有针对性和有效性。三是社区和公民参与防灾减灾活动，如灾害预防教育、应急演练等，有助于提高居民对防灾减灾知识的了解和应对灾害的能力，增强个人和家庭的安全意识，形成良好的防灾文化。四是公民和社区的参与能够为政府提供实时的反馈，社区和公民在参与过程中，能够提出切合本地实际的防灾减灾方案和建议。这些地方性的解决方案往往更加实用和有效，因为它们是在对本地风险和资源有充分理解的基础上制定的，可以帮助政府及时了解政策执行中的问题和挑战，从而对策略进行调整和优化，确保防灾减灾政策和措施的有效执行。五是社区和公民在灾后的恢复和重建工作中发挥着重要作用。他们不仅能提供劳动力和资源，还能通过社区组织和网络快速高效地进行协调和管理，加快恢复进程，重建更加安全和韧性的社区。

社区和公民的参与是提升城市防灾减灾能力不可或缺的部分。通过加强社区和公民参与，可以构建更加安全、韧性和可持续的城市环境，有效应对各种自然灾害和挑战。

《突发事件应对法》修订后规定："国家建立有效的社会动员机制，组织动员企业事业单位、社会组织、志愿者等各方力量依法有序参与突发事件应对工作，增强全民的公共安全和防范风险的意识，提高全社会的避险救助能力。"从体制机制层面提出了明确的要求，也确保了社会参与的合法和规范。

在社区动员层面，《突发事件应对法》对居民委员会、村民委员会信息共享、资源支持等方面内容都做了进一步细化，便于社区参与，提高社区参与积极性。

在各类社会组织参与层面，在2024年修订《突发事件应对法》时，对社会参与的具体内容还作出了较为细致的规定。这次修订提出："国家鼓励和支持社会力量建立提供社会化应急救援服务的应急救援队伍。社会力量建立的应急救援队伍参与突发事件应对工作应当服从履行统一领导职责或者组织处置突发事件的人民政府、突发事件应急指挥机构的统一指挥"，对社会力量参与救援进行规范。同时对红十字会的紧急救援和人道救助，"有关人民政府应当给予红十字会支持和资助，保障其依法参与应对突发事件"，对各类慈善组织开展募捐和救助活动，予以"统筹协调、有序引导下依法进行"，"有关人民政府应当通过提供必要的需求信息、政府购买服务等方式，对慈善组织参与应对突发事件、开展应急慈善活动予以支持"。确保这些社会组织可以更加便利、合法、合规地参与突发事件的应对。

总体上，在实践中，社会组织成为社会动员主体的重要组成部分，国家不再是唯一的动员主体，动员主体从一元向多元转变。[28]同时，群众运动的政治动员方式逐步减少，通过引导、宣传、情感激发和法律法规来进行社会动员成为更为常见的社会动员方式，实现了从传统管制模式向现代治理模式的转型。

当然，公共卫生事件应急救援具有较强的专业性，救援、治疗主要依靠专业队伍，社会和公众参与的作用更多地体现在防控政策的配合、执行，以及各类资源保障、社会运行等方面。

3.2.4 应急救援队伍建设

我国应急救援力量的组成主要包括以下几类。

（1）国家综合性消防救援队伍。这是我国应急救援的主力军和国家队，主要承担防范化解重大安全风险、应对处置各类灾害事故的重要职责。

（2）各类专业应急救援队伍。包括地震救援、矿山救护、危险化学品事故救援、隧道施工救援、水上救援、森林消防、防洪抢险、核与辐射事故处置、环境监控、铁路事故救援、民航事故救援、基础信息网络和重要信息系统事故处置等专业队伍。例如，国家安全生产应急救援队伍包括矿山救援队、危险化学品救援队、隧道救援队等。

（3）解放军和武警部队。作为应急救援的突击力量，解放军和武警部队在处置突发公共事件中发挥了重要作用。

（4）社会应急力量。包括社会团体、企事业单位以及志愿者等各种社会力量，这些力量在救灾救援和应急志愿服务中发挥了重要作用。

（5）基层应急救援队伍。由各街道、镇、开发区及村民委员会单独或与有关单位、社会组织共同建立，是第一时间先期处置的重要力量。

在突发公共卫生事件应对中，专业诊疗相关的应急救援主要依靠疾控、医疗体系下的专业队伍，但医疗体系本身的运行和城市的运行还需要各类保障，因此各支撑医疗体系、城市运行体系，类应急队伍都是重要力量。

1. 建设国家卫生应急专业队伍

2024年3月19日，国家卫生健康委、国家中医药局和国家疾控局联合发布《国家卫生应急队伍管理办法》(以下简称《办法》)，目的在于加强和规范国家卫生应急队伍的管理工作，提升应对突发事件的卫生应急能力和处置水平，保障人民群众的生命安全和健康。这一办法依据《突发事件应对法》《突发公共卫生事件应急条例》等法律法规，以及《国家突发公共卫生事件应急预案》《国家突发公共事件医疗卫生救援应急预案》等制定，旨在加强国家卫生应急队伍的建设和管理。

国家卫生应急队伍是指由国务院卫生健康行政部门（国务院中医药主管部门、国务院疾控主管部门）建设与管理，参与特别重大及其他需要响应的突发事件现场卫生应急处置的专业医疗卫生救援队伍。主要分为紧急医学救援类、重大疫情医疗应急类、突发中毒事件处置类、核和辐射突发事件卫生应急类（上述四类队伍由国务院卫生健康行政部门负责建设管理）以及中医应急医疗类（国务院中医药主管部门负责建设管理）、突发急性传染病防控类（国务院疾控主管部门负责建设管理）六类专业医疗卫生救援队伍。

《办法》规定了有关队伍组建、人员选拔、培训、装备建设和信息化建设等的要求，对队员调整、应急值守、培训和演练计划、指挥调度等作了规定。《办法》体现了国家对卫生应急工作的高度重视，强调了人民生命安全的重要性；明确了各级卫生应急队伍的职责分工，确保了队伍的高效运作；强调了培训和演练的重要性，以提高队伍的实战能力；规定了装备物资的管理和使用，确保队伍能够迅速响应突发事件；引入了奖励和处罚机制，以激励优秀表现和规范行为。它不仅规范了卫生应急队伍的建设和管理，还通过明确职责、权利和义务，提高了队伍的专业性和反应速度，为有效应对各类突发事件提供了坚实的组织保障和制度支持，对于提高国家应对突发公共卫生事件的能力具有重要意义。

2. 强化基层卫生应急队伍建设

当前基层应急救援队伍建设是突发事件应急救援力量建设的重点。就公共卫生事件而言，专业队伍和综合救援队伍的协同亟须强化。在基层应急工作场景中，基层卫生应急队伍是较早启动专业化建设的领域，取得了不少成就。但是随着城市规模的扩大，基层风险防控工作要求的日益丰富，我国在基层风险防控组织保障方面，"综合"和"专业"在不同发展阶段各有侧重又相互协同。从未来的趋势看，在重大公共卫生事件的防控和应对上，基层力量的协同是必然选择。

2009年国务院办公厅发布了《国务院办公厅关于加强基层应急队伍建设的意见》，这一文件明确提出了："强化卫生应急队伍建设。"县级卫生行政部门要根据突发事件类型和特点，依托现有医疗卫生机构，组建卫生应急队伍，配备必要的医疗救治和现场处置设备，承担传染病、食物中毒和急性职业中毒、群体性不明原因疾病等突发公共卫生事件应急处置和其他突发事件受伤人员医疗救治及卫生学处理等工作，以及相应的培训、演练任务。城市医疗卫生机构要与县级或乡镇医疗卫生机构建立长期对口协作关系，把帮助组建基层应急队伍作为对口支援重要内容。卫生应急队伍的装备配备、培训、演练和卫生应急处置等工作费用由地方政府给予支持。此外，这一文件还要求，加强重大动物疫情应急队伍建设。各地均强化落实，结合本地特点进一步加强基层应急队伍建设，提高基层应急队伍的应急能力和社会参与程度。实践中，多地政府依托民兵预备役人员、保安员、基层警务人员和医务人员等组建综合性应急救援队伍，并建立"第一响应人"制度，增强防范和第一时间处置灾害事故的能力。但是基层应急救援队伍仍存在以下问题：基层应急力量相对薄弱，应急资源的匹配不尽合理;基层权责不匹配,属地监管责任履行不到位;应急管理信息化程度较低;专业人才短缺和乡镇应急管理人员编制及物资装备不足;职责边界不清晰、机制运行不畅、制度体系不完善;等等。

近年来,中国在基层应急队伍建设方面采取了一系列新的政策和措施,以提升基层应急管理能力,确保有效防范和化解重大安全风险。特别在基层综合应急力量建设上进一步加强。2022年国务院发布的"十四五"国家应急体系规划中强调了以网格化管理为切入点,完善基层应急管理组织体系,加强人员力量配备,厘清基层应急管理权责事项[29]。2022年,《国务院安委会办公室关于进一步加强国家安全生产应急救援队伍建设的指导意见》提出,到2026年和2035年分别取得重大进展和建立现代化的国家安全生产应急救援队伍体系。

2024年9月21日,《中共中央办公厅 国务院办公厅关于进一步提升基层应急管理能力的意见》发布,强调要进一步提升基层应急管理能力,推动应急管理工作力量下沉、保障下倾、关口前移,有效防范化解重大安全风险,及时有力有效处置各类灾害事故,筑牢安全底板,守牢安全底线。结合2024年3月发布的《国家卫生应急队伍管理办法》可以更好地推动基层卫生应急队伍建设。

这两份文件明确了未来一段时间基层应急队伍和基层卫生专业建设的重点。一是要进一步明确组织领导责任。地方各级人民政府,特别是县级人民政府,被明确为推进基层应急队伍建设的责任主体。通过明确各级政府的责任,可以确保应急队伍建设的整体性和系统性,从而避免职责不清导致的工作滞后或推诿。

二是强化部门协同。各有关部门在自己的职权范围内推动应急队伍建设,并制定具体措施。跨部门的协作则能确保应急队伍建设的多样性和专业性,使得不同类型的突发事件都能得到有效的应对。

三是继续完善运行机制。通过建立健全的运行机制,确保应急队伍在发生突发事件时能够快速集结、统一行动。这种机制保证应急队伍在关键时刻能够迅速、有效地投入到救援工作中。

四是加强基层卫生应急队伍与综合应急队伍的联动与协调。在县乡级政府及其有关部门的协调下,综合队伍、专业队伍和志愿者队伍之间的配合将得到加强。通过信息共享和应急联动机制的建立,可以提高应急工作的整体效率,避免资源浪费和协调不力的问题。

五是鼓励社会力量的参与。动员社会力量参与应急工作,可以大大增加基层应急队伍的覆盖面和专业性。通过多种渠道吸纳志愿者,并加强培训,能够有效补充应急队伍的人力资源,特别是在突发事件应对中的柔性需求上。通过建立志愿者信息库,并加强对志愿者的培训和管理，可以使志愿者队伍更加专业，从而在应急事件中发挥更大作用。共青团和红十字会等组织的参与，也有助于提高基层应急救援的综合能力。

3.2.5 专业支持体系

突发公共卫生事件具有复杂性的特点，往往涉及多个领域，如流行病学、医学治疗、公共卫生政策和法律法规等，在重大突发公共卫生事件中，还会对经济发展、社会运行产生影响。这些事件不仅需要医学上的干预，还涉及社会管理、法律法规的调整以及心理支持等。专家组的多学科背景使其能够从各个角度分析问题，提出综合性的应对方案，协调不同领域的资源和力量，从而有效应对复杂局面。例如，面对一种新发传染病，病原体的传染性、致病性以及传播方式可能尚不明确，在这种情况下，专家组能够通过评估现有数据、分析流行病学特征，及时调整应对策略，并在必要时提出预警，减少事件的不确定性对公众健康的威胁。专家组还可以开展相关知识培训和宣传教育，提高公众的应急意识和能力，引导公众理性认识突发公共卫生事件中的各类专业问题。此外，突发公共卫生事件通常影响广泛，可能涉及大范围的地理区域甚至跨国传播，因而与国际专家保持沟通，共享研究成果，同样很重要。

《突发事件应对法》在2024年修订时要求"县级以上人民政府及其有关部门应当建立健全突发事件专家咨询论证制度"，这一要求将专家支持力量进一步下沉，以便更好发挥专业人员在突发事件应对工作中的作用。

"专家组"扮演着为应急管理工作贡献决策建议、专业咨询、理论指引及技术支持的重要角色，为突发事件的预防与应对工作注入智慧力量。

一般情况下，"专家组"由自然灾害、事故灾难、突发公共卫生事件、社会安全事件及综合管理等领域的专家组成。各领域设召集人，并由其负责组织本领域专家开展相关工作。每个领域小组可以根据专业、类别、灾种等分设若干小类。

《国家安全生产应急专家组管理办法》规定专家组的主要任务是：参与安全生产应急管理方面的法律法规、政策、标准、规范、规划、预案等的制定（修订）工作；参与安全生产应急管理重大问题的专题调研、技术咨询、学术交流和重要课题研究；参加重特大生产安全事故、自然灾害的救援工作；参与安全生产应急管理和应急救援工作评估。

2023年6月，国家卫生健康委决定成立国家级医疗应急工作专家组，其主要职责是：受国家卫生健康委委托，对全国医疗应急能力和体系建设提供政策建议和专业技术支持；根据实际需要赴现场指导和参与突发事件的医疗应急和救治等工作；研究制定医疗应急管理和技术规范等；承担国家卫生健康委委托的其他工作。专家组成员来自 22 个专业领域，主要包括急诊、重症、呼吸、烧伤、骨科、儿科、心理等与医疗应急队伍相关联的专业领域，总计接近 540 人。

关于专家组的具体行动，体现在各类专项预案中，《国家突发公共事件医疗卫生救援应急预案》规定，医疗卫生救援组织机构包括：各级卫生行政部门成立的医疗卫生救援领导小组、专家组和医疗卫生救援机构等。

总体看，在常态下，专家组的主要职责之一是参与制定和修订突发公共卫生事件的应急预案和技术方案。例如，专家组负责对医疗救援技术方案和措施提出建议。另一个主要职责是发现公共卫生风险，评估公共卫生风险。

在应急状态下，专家组的职责和工作范围更广泛。突发公共卫生事件通常在没有预警的情况下突然发生，如新型传染病的暴发或重大食物中毒事件，由于事件的紧急性，作出决策需要快速而准确。专家组在事件发生时，可以对事件的性质进行快速评估，提出预警分级和具体处置措施。这种多学科的合作意见有助于全面、准确地理解和应对复杂的公共卫生挑战，确保应对措施及时有效地实施。

3.2.6 信息流转和共享体系

在公共卫生事件的预防和应对中，信息的流转和共享对组织行动力起决定性作用。

流转是信息在不同层级、不同部门之间传递，共享是一种平台化的思维方式，也是一种高效的、跨部门的信息覆盖方式。指挥体系、协作体系能够运转，其基础要求是信息能够合理覆盖相应的组织模块。组织结构在一定程度上确定了信息流转的结构，但还需要通过法律、法规、机制和预案来确定信息流转和共享的规则。

总体看，为了提高信息覆盖效率，在突发公共卫生事件中，更多的信息是通过共享实现快速传递。它不仅确保专家能够及时掌握关键数据，还推动各领域和机构的紧密协作，从而显著提升应对效率与效果。信息共享机制确保专家组能够及时获取到最新的、准确的公共卫生数据和研究成果，这对于制定有效的应对策略至关重要。例如，在 2014—2016 年西非埃博拉疫情期间，数据共享机制的不足凸显出来，这促使了全球健康议程上对数据访问问题的关注[30]。信息共享机制还能够促进不同领域、不同机构之间的协作和信息整合，从而提高公共卫生事件应对的效率和效果。

《突发事件应对法》在 2024 年修订"国务院建立全国统一的突发事件信息系统"条款时，进一步丰富了突发事件信息系统"互联互通"的范围，在"与上级人民政府及其有关部门、下级人民政府及其有关部门、专业机构、监测网点和重点企业的突发事件信息系统实现互联互通"条款中增加了"重点企业"并要求"加强跨部门、跨地区的信息共享与情报合作"。

《突发事件应对法》还对基层信息上报作出规定，县级以上地方人民政府应当及时汇总分析突发事件隐患和监测信息，必要时组织相关部门、专业技术人员、专家学者进行会商，对发生突发事件的可能性及其可能造成的影响进行评估；认为可能发生重大或者特别重大突发事件的，应当立即向上级人民政府报告，并向上级人民政府有关部门、当地驻军和可能受到危害的毗邻或者相关地区的人民政府通报，及时采取预防措施。

在公共卫生事件实践中可以通过多种技术和组织手段，提高信息共享成效。例如，利用大数据技术建立基层和中央共享的公共卫生危机应急信息管理平台，可以优化行政系统内部的组织传播结构，防止信息传递延误，提高应急管理效率[31]。在突发公共卫生事件，特别是传染病事件预防和应对中，完备的传染病发现、报告、监测系统可以称为传染病风险防控的"基础设施"，其提供的信息越是准确，越是能够使专业团队对传染病风险作出准确判断和评估。在国际交流频繁的今天，要加强国际信息共享，才能更好地对流行趋势等各类风险作出更好预判与有效防控。

在公共卫生防控方面，涉及的法律法规主要有以下。

《中华人民共和国国境卫生检疫法》：1986 年 12 月 2 日第六届全国人民代表大会常务委员会第十八次会议通过。2007 年 12 月 29 日第十届全国人民代表大会常务委员会第三十一次会议第一次修正；2009 年 8 月 27 日第十一届全国人民代表大会常务委员会第十次会议第二次修正；2018 年 4 月 27 日第十三届全国人民代表大会常务委员会第二次会议第三次修正；2024 年 6 月 28 日第十四届全国人民代表大会常务委员会第十次会议修订。

《中华人民共和国国境卫生检疫法实施细则》：1989 年 2 月 10 日国务院批准，1989 年 3 月 6 日卫生部令第 2 号公布。2010 年 4 月 24 日第一次修订；2016 年 2 月 6 日第二次修订；2019 年 3 月 2 日第三次修订。

《中华人民共和国职业病防治法》：2001 年 10 月 27 日第九届全国人民代表大会常务委员会第二十四次会议通过。2011 年 12 月 31 日第十一届全国人民代表大会常务委员会第二十四次会议第一次修正；2016 年 7 月 2 日第十二届全国人民代表大会常务委员会第二十一次会议第二次修正;2017年11月4日第十二届全国人民代表大会常务委员会第三十次会议第三次修正;2018年12月29日第十三届全国人民代表大会常务委员会第七次会议第四次修正。

《中华人民共和国精神卫生法》:2012年10月26日第十一届全国人民代表大会常务委员会第二十九次会议通过。2018年4月27日第十三届全国人民代表大会常务委员会第二次会议修正。

《中华人民共和国传染病防治法》:1989年2月21日第七届全国人民代表大会常务委员会第六次会议通过。2004年8月28日第十届全国人民代表大会常务委员会第十一次会议修订;根据2013年6月29日第十二届全国人民代表大会常务委员会第三次会议修正。

《艾滋病防治条例》:2006年1月29日中华人民共和国国务院令第457号公布。2019年3月2日修正。

《职业病诊断与鉴定管理办法》:2021年1月4日国家卫生健康委员会令第6号公布,自公布之日起施行。

《职业健康检查管理办法》:2015年3月26日国家卫生和计划生育委员会令第5号公布。2019年2月28日《国家卫生健康委关于修改〈职业健康检查管理办法〉等4件部门规章的决定》修订。

在应急处置方面,涉及的法律法规主要有以下。

《中华人民共和国突发事件应对法》:2007年8月30日第十届全国人民代表大会常务委员会第二十九次会议通过,自2007年11月1日起施行。2024年6月28日,十四届全国人大常委会第十次会议通过修订后的《中华人民共和国突发事件应对法》,2024年11月1日起实施。

《重大动物疫情应急条例》:2015年11月18日中华人民共和国国务院令第450号发布。2017年10月7日修订。

《放射性废物安全管理条例》:2011年11月30日国务院第183次常务会议通过,自2012年3月1日起施行。

《突发公共卫生事件应急条例》:2003年5月9日中华人民共和国国务院令第376号公布。2011年1月8日修订。

《国家突发公共卫生事件应急预案》2006年2月26日发布。

2003年以后,我国在总结抗击"非典"疫情经验的基础上,提出"建立统一领导、综合协调、分类管理、分级负责、属地管理为主的应急管理体制"。

参考文献

[1] 柳肖涵.基层综合性应急队伍管理模式研究:以上海为例[D].上海:复旦大学,2016.
[2] 高宁.基层应急救援队伍建设的现状分析及建议[J].中国应急救援,2020(1):10-12.
[3] 钟开斌."一案三制":中国应急管理体系建设的基本框架[J].南京社会科学,2009(11):77-83.
[4] 王宏伟.应急管理新论[M].北京:中国人民大学出版社,2021:40.
[5] 蒋硕亮.新中国行政体制改革70年[M].上海:上海人民出版社,2019:179.
[6] 高小平,刘一弘.中国应急管理制度创新:国家治理现代化视角[M].北京:中国人民大学出版社,2020:93.
[7] 张海波.新时代国家应急管理体制机制的创新发展[J].人民论坛·学术前沿,2019(5):6-15.
[8] 张铮,李政华.中国特色应急管理制度体系构建:现实基础、存在问题与发展策略[J].管理世界,2022,38(1):138-144.
[9] 孙建平.机制之变[J].中国应急管理,2023(4):10-12.
[10] 朱正威,吴佳.中国应急管理的理念重塑与制度变革——基于总体国家安全观与应急管理机构改革的探讨[J].中国行政管理,2019,408(6):130-134.
[11] 中华人民共和国传染病防治法1989年2月21日第七届全国人民代表大会常务委员会第六次会议通过[J].中国公共卫生,1989(6):46-49.
[12] 高小平,刘一弘.中国应急管理制度创新:国家治理现代化视角[M].北京:中国人民大学出版社,2020:243.
[13] 杨开峰.统筹施策——疫情之后的公共卫生之治[M].北京:中国人民大学出版社,2020:98.
[14] 王萍.传染病防治法修订草案初审:保障人民群众生命健康[J].中国人大,2023(22):37-38.
[15] 李立明,姜庆五.中国公共卫生概述[M].北京:人民卫生出版社,2017:65.
[16] 陆杰华,厉丽.城市群重大突发公共卫生事件应急管理体系建设探究[J].城市观察,2021,72(2):138-145.
[17] 杨健.我国突发公共卫生事件应急预案体系的发展、现状与完善[J].中国卫生法制,2023,31(3):95-99.
[18] 曹康泰.突发公共卫生事件应急条例释义选编[M].北京:中国法制出版社,2003.
[19] 戴亦欣,孙悦.基于制度性集体行动框架的协同机制长效性研究——以京津冀大气污染联防联控机制为例[J].公共管理与政策评论,2020,9(4):15-26.
[20] 宁淼,孙亚梅,杨金田.国内外区域大气污染联防联控管理模式分析[J].环境与可持续发展,2012,37(5):11-18.
[21] 李雪峰.风险治理:重大突发公共卫生事件的启示[M].北京:人民日报出版社,2022:90.
[22] 方铭勇.应急管理中联防联控机制的实践与优化路径研究[J].宿州学院学报,2020,35(11):34-38.
[23] 孔凡义,施美毅.联防联控和群防群控:我国应急管理中的控制和动员机制——基于新冠肺炎公共卫生危机事件的分析[J].湖北行政学院学报,2020,110(2):40-47.
[24] 中共天津市委党校课题组,李燕,罗琼.京津冀区域疫情联防联控的经验与启示[J].求知,2020,437(6):38-40.
[25] 张立荣,冷向明.协同治理与我国公共危机管理模式创新——基于协同理论的视角[J].华中师范大学学报(人文社会科学版),2008(2):11-19.
[26] 庄贵阳,郑艳,周伟铎等.京津冀雾霾的协同治理与机制创新[M].北京:中国社会科学出版社,2017:48.
[27] 抗击新冠肺炎疫情的中国行动[EB/OL].新华社,[2020-06-07].https://www.gov.cn/zhengce/2020-06/07/content_5517737.htm.
[28] 苗月霞,戴一鸣.社会力量动员机制探索[M].北京:社会科学文献出版社,2022:68.
[29] 国务院关于印发"十四五"国家应急体系规划的通知[EB/OL].中国政府网,[2021-12-30].https://www.gov.cn/zhengce/content/2022-02/14/content_5673424.htm.
[30] DYE C, BARTOLOMEOS K, MOORTHY V, et al. Data sharing in public health emergencies: a call to researchers [J]. Bulletin of the World Health Organization, 2016, 94(3): 158.
[31] 雷紫雯.日本突发公共卫生事件中的信息管理及沟通机制[J].传媒,2021,348(7):79-82.

第 4 章
公共卫生事件与城市关键基础设施功能韧性建设

城市关键基础设施是关系城市安全有序运行，对国民经济社会发展具有重要支撑作用的基础设施。在重大公共卫生事件中，这些设施一旦功能丧失或遭到破坏，将对城市安全乃至国家安全造成重大影响。

4.1 关键基础设施运行安全在公共卫生事件中面临的主要挑战

一方面，城市关键基础设施总体呈现投资周期长、规模总量大、运营年限长和运行负荷重等特征。例如，上海水、电、燃气和交通四个主要领域的设施总量规模居国际同等规模城市前列，设施运营平均年限接近 20 年，大部分处于高负荷运行状态，本身具有一定的脆弱性。当遭遇传染病这类公共卫生事件时，这些基础设施会面临人力资源不足、供应链韧性不够等多重挑战。如叠加其他自然灾害、安全事故，将对城市运行产生进一步影响。

另一方面，各类基础设施管网，如水管污水管被破坏还可直接引发环境污染、食物中毒等公共卫生事件，因此基础设施韧性、安全能力和公共卫生风险有着极强的关联性。

4.1.1 基础设施运行安全影响公共卫生安全

城市基础设施运行安全对公共卫生安全有重要价值。例如，在传染病防治方面，城市供水、生活垃圾处置和医废垃圾处置等直接影响传染病防治效果。供电、供能、交通和通信一方面直接影响城市医疗体系的运行，也影响城市正常生产生活的运行，还会间接影响医疗体系的运行。

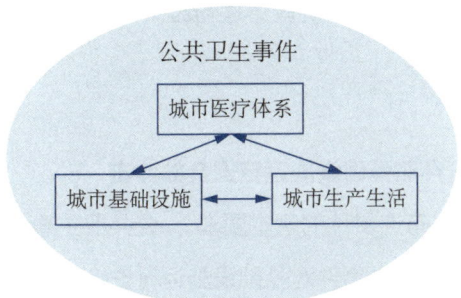

图4-1 公共卫生事件下基础设施系统与其他系统运行影响关系示意图

仅从传染病防控角度看，与人类大型定居点的发展相伴而来的是传染病的增加。在公元1世纪到5世纪，罗马的城市居民，包括奴隶、自由民和工匠等，都比农村居民的寿命要短25%。然而，在整个19世纪中叶，欧美国家经历的城市健康问题比古代的情况更为严峻。1863年，纽约、波士顿和费城的死亡率甚至高于伦敦和利物浦。直到1900年，美国农村地区的出生时预期寿命还比城市地区高出10年，美国主要城市死于介水传染病的人数占到了传染病登记死亡人数的近1/4。19世纪的城市拥挤不堪，环境状况不佳，卫生设施简陋，公共卫生法律缺失，是城市疾病理想的滋生地。1842年的一项研究发现，伦敦死亡人数的近2/3为5岁以下的儿童。瑞典的斯德哥尔摩如今以从摇篮到坟墓的公费医疗保健而闻名，但在19世纪50年代，它是全欧洲婴儿死亡率最高的地区之一。在19世纪七八十年代，德国汉堡的婴儿死亡率大致比全市人口的总体死亡率高出10倍。在同一时期，美国城市地区的婴儿死亡率比农村地区高出140%。

人类的城市化经验和教训让各国城市都认识到，要保障城市居民安全，需要建设自来水厂和环卫系统，这也成为许多政府的第一件重要任务。在重大公共卫生事件中，保障这类系统的运行安全将直接保障市民健康。

例如，2020年初，武汉市水务集团有限公司为确保武汉市800万人和142家医疗救治点的供水保障，构建了一套应对突发公共卫生事件供水设施安全运行保障技术体系，并通过实际应用，实现了一线在岗职工零感染，确保了水厂和区域性供水转压站的安全运行，为居民用水安全提供了有力保障。该体系首先从政策层面、技术储备层面、国内外供水应急保障措施层面、新型冠状病毒传播方式及消杀特性层面提出了重大传染病疫情期间城市供水应急保障策略，从水源、消毒、生产废水、应急排放口、设备选型、水厂附属构筑物、管网等设计和建设源头补齐应急保供短板，从加强水源监测、水厂运行管理、末端安全供水等层面加强全过程运行管控，加大应急保障科研方面的投入，加强智慧水务管控平台的建设，在安全保供的基础上做好供水系统生产人员的防护，摸索出一条行之有效的管理制度及工作流程，包括组织机构与管理体系建设、日常管理、保供技术、应急设备管理与维护、运行调试及解决措施、应急评价及总结报告、应急演练等。

4.1.2 公共卫生事件对基础设施运行安全的冲击

城市基础设施运行具有连贯性的基本要求。公共卫生事件对城市基础设施运行管理的影响尤其重大。公共卫生事件对基础设施运行安全带来的外部环境变化主要表现在影响的全面性、动态性和风险防控的复杂性三方面。

1）外部环境影响的全面性

极端的重大的公共卫生事件发生时，一般是全社会统一行动，这时基础设施建设运行外部环境会发生全面的、整体的变化，表现为所有的相关方都受到影响，尤其是对与运行管理高度相关的供应链和人力资源产生了全面影响。公共卫生事件对人力资源的影响主要表现在人员不足、不匹配等带来的潜在风险；因基础设施运行需要大量的物料，相应产业链恢复过程对供应链造成的各种潜在风险；原有工作方法特别是现场管理方法、人员管理方法等在防控要求下的不适应带来的风险；防疫的不同阶段，复杂施工环境、周边环境的防疫要求对工程进度都可能产生各种影响。

2）外部环境影响的动态性

公共卫生事件发生后具有动态性特征。例如，在传染病暴发期间，如果采取了一系列有效措施，就可以遏制疫情蔓延势头，但如果应对不力，传染病就可能迅速扩散。对于传染病传播控制的效果，始终存在不确定因素。对于基础设施运行管理而言，意味着外部环境的高频变化。例如，在传染病暴发初期，风险主要来自以下方面：对疫情可能产生的影响的深度广度难以判断，各项应对举措还未形成，易造成管理上的真空期；各地防控差异，导致员工不能按时到岗；供应链全面停摆，各类物料供应可能出现断裂；防疫物资紧缺。在逐步复工复产施工阶段，防疫工作对现场管理的影响主要是工作人员不足，相关技术人员不能按时到岗；物料进场进度受影响；周边环境防疫要求对基础设施管理的影响。全面复工复产阶段，主要表现为复工复产后为了抢工期而增加的各种管理风险。

3）风险防控的复杂性

基础设施在常态运行下，就面临多种风险挑战，但常态下，社会对基础设施运行波动的可承受能力较强，可替代的方案较多。在公共卫生事件下，全社会对基础设施运行波动的容忍度几乎为零。例如,交通系统是城市系统的重要基础设施,一旦交通系统出现中断,对社会应对公共卫生风险会产生系统影响,物资无法流动或仅仅是局部流动受阻都会严重影响公共卫生事件的应对。交通系统在突发公共卫生事件的冲击下呈现出的状态也十分复杂,主要由交通系统本身的复杂性决定:①交通系统构成复杂,包含大量设施设备,其运行维护过程复杂;②交通系统业态多样,管理复杂,各业态在公共卫生事件冲击下的反应不同。以海上货运为例,可以按时间和场景分为在装货港遭遇突发公共卫生事件、在运输途中遭遇突发公共卫生事件、在目的港遭遇突发公共卫生事件、在停靠港被滞留或扣押时遭遇突发公共卫生事件以及海上货运合同被提前解除五种情况[1]。

如果船舶在装运港遭遇突发公共卫生事件,就会对货物装运产生一定影响。例如,传染病事件中港口对相关人员采取隔离措施,会造成装货港人手短缺,装卸工人及集卡运输人员无法及时到位,影响装货进度。如果装货港的势态严重,政府采取封控进出港口道路,临时关闭港口的措施,就会导致装货作业无法正常进行。若正常装船作业受到影响,当事方无法正常履行海上运输合同,将会严重影响买卖双方的利益,影响国际贸易的正常开展。

当海上货运船舶在运输途中突发传染病事件时,由于海上船舶密闭的环境为病毒传播提供了有利条件,各港口可能不得不对进港靠岸的船舶采取严格的检验检疫措施,甚至禁止船舶靠岸。接下来就可能发生托运人行使变更或者解除运输合同的权利,要求返还货物或者变更到达地、中止运输或要求将货物交给其他收货人等情形。此外,若承运人为救治患病的船员而采取绕航措施,这也关系到海上运输相关各方的利益。

当海上货运船舶在目的港遭遇突发公共卫生事件时,如出现不明原因的疾病时,各国及地区可能对贸易和运输采取限制措施,以减少人员和货物流动所带来的风险,此种措施增加了承运人交付货物的难度和成本。港口国或港口地为避免突发公共卫生事件势态恶化,往往会采取较为严格的检查、检验和检疫等措施,可能导致货物通关受阻,产生迟延交货的风险,亦可能会造成货物滞期,影响货运合同的履行。若目的港遭遇突发公共卫生事件,船舶可能无法在合同约定的目的港交付货物,承运人就面临迟延交付的风险。

当海上货运船舶在停靠港遭遇突发公共卫生事件时,不仅可能导致海上货运船舶在港口国及所在地区滞留,造成不能履行合同,亦会不同程度地冲击航运产业链。燃油费债务纠纷、货物或服务付款纠纷、货运索赔、运费纠纷和租船款项纠纷等,都可能成为船舶被法院扣押的原因。一些国家及地区,如新加坡,因具备扣船的区位优势和法律政策优势,为债权人向法院申请扣船提供了便利,在突发公共卫生事件中产生的这些航运纠纷增加了航运企业的经营风险。

若在突发公共卫生事件前订立了大宗散杂货运输合同，由于突发公共卫生事件，买方所在地政府采取了贸易限制措施，造成该批货物无法通关。此时货物可能尚未装船，或者已经装船但未开航，买卖双方或者托运人可能会依法行使合同解除权，从而提前解除合同。因此，如何减少因提前解除合同所带来的风险，避免违约损害赔偿，成为货运合同双方主体需要应对的问题。

4.2 关键基础设施韧性能力建设的思路

提高关键基础设施韧性能力，是一个庞大的系统工程，一般认为韧性城市理论中的韧性就是在特殊致灾因子和孕灾环境的共同作用下，城市空间与社会系统所表现出的御灾能力。在从理论到实践的过程中，很多城市的基础设施建设体现在理念导向上，缺乏具体的落脚点。风险样态的复杂性，从城市生命体特征出发，关键基础设施韧性能力建设应以保障城市安全运行为核心导向，围绕"免疫力—治愈力—恢复力"这一能力框架开展系统的能力提升工程，建设基础设施。特别是要确保城市关键基础设施具有较强的风险"免疫力"，在危机灾害冲击中保持较强的"治愈力"，从而穿越风险实现快速恢复[2]。

4.2.1 免疫力：基础设施的基本防御能力

城市免疫力的第一层能力是基础设施的基本防御能力。城市空间中的各类基础设施本身都具备安全属性，对各类干扰都具备基本的防御能力，这是城市系统免疫力应具备的基本能力之一。

在城市的基本功能上，强调对基础设施韧性能力进行评估旨在清楚掌握基础设施的抗风险能力水平，从而实现精细化管理，更好地防御风险。

1）风险监测发现能力

生物体的免疫功能有一套对病毒的识别机制，与生命体类似，城市系统的免疫力还要包含风险监测、发现能力[3]。

例如，以市政设施、城市生命线安全为目标，深度挖掘城市生命线运行规律，创建"前端感知—风险定位—专业评估—预警联动"的城市生命线工程安全运行与管控精细化治理模式。针对城市高风险空间致灾因子实时动态监测、综合预警防控和处置决策支持的技术需求，建立风险隐患识别、物联网感知、多网融合传输、大数据分析、专业模型预测和事故预警联动的"全链条"城市安全防控技术体系架构，形成燃气、供水排水、热力、综合管廊和道路桥梁等城市生命线工程的城市安全空间立体化监测网，解决城市安全运行状态动态监测、安全风险评估、风险预警防控和协同组织架构等问题。

又如，上海建立重大风险报备机制。2015年，上海市政府印发《关于进一步加强公共安全风险管理和隐患排查工作的意见》，建立健全风险评价、隐患排查、市民举报、信息管理、整改治理等工作机制，推进应急管理从"应急处置"向"风险管理"转变。市政府常务会议每年听取风险管理和隐患排查情况汇报。市应急办建立隐患排查报备管理平台，每月对整改进展情况进行跟踪，从而形成了"排查—整改—销号"的全过程管理。

2）自我纠错，自动调节能力

基础设施的免疫力还体现在具备面对各种干扰因子能够自我纠错，快速回到稳定状态的能力。一个企业将安全生产贯穿日常管理的全过程，落实在每一个员工的日常行为中，这是一种免疫力。例如，当台风来临，及时发出预警，各部门落实好各项防控措施，广大市民主动避险，城市运行系统未受影响，就是一种自我防御、自我恢复机制，是免疫力的体现。这种免疫力的形成有赖于文化的塑造、技术的支撑和管理的精细化。

在免疫力提升的过程中，离不开外在控制和制约。对于个体生命来说，生命系统有自身的免疫机制，主动管理健康是一种非常自律的行为，可以起到增强免疫功能的作用；对于企业这样的市场主体来说，主动管理安全是一种需要付出巨大成本的行为；对于城市这个巨系统来说，安全是公共管理的基本职能。从基础设施建设的角度看，必须建立一整套制度与机制，约束各类主体行为，才能使整个城市具有更强的免疫力。

从长期看，基础设施建设的最终目标是提升免疫力。党的二十大报告明确提出"推进国家安全体系和能力现代化"，提出了四项具体举措：健全国家安全体系；增强维护国家安全能力；提高公共安全治理水平；完善社会治理体系。其鲜明的特征之一是强化预防，从体系建设、能力提高等不同角度强调预防工作的重要性。建设风险监测预警体系、加强国家应急管理体系建设；坚持安全第一、预防为主，建立大安全大应急框架，完善公共安全体系，推动公共安全治理模式向事前预防转型。推进安全生产风险专项整治，加强重点行业、重点领域安全监管。提升韧性能力，免疫力提升是重中之重，是实现基础设施建设目标的核心。

4.2.2 治愈力：有效控制风险损失的能力

治愈力是有效控制风险损失的能力，是韧性能力的重要内容，是从各种冲击中快速恢复的基础。

不同类型风险的演化规律不同，风险传导的速度不同，则造成的灾害损失不同，"治愈方法"也不同。按照事故（事件）的规律特征，城市的典型重大风险特征可以用偶发性、突发性、后果衍生能力、可预防性、可预测性和可监测性六要素来表述。偶发性是针对城市重大风险发生的频次（概率）而言；突发性是针对城市重大风险发生的速度而言，一般来说城市安全生产重大风险突发性最大、城市运行保障重大风险突发性居中，自然灾害灾难风险（除地震外）和城市新型风险的突发性最小；后果衍生能力主要与事故自身释放的能量大小、波及的范围两个因素相关；可预防性是指通过"干预"降低发生的可能性、降低后果严重度；可预测性是从事故或事件的形成机理出发，对关键参数进行实时监测。

治愈力主要是外在的控制力，治愈力在机制层面指建立一套责权明晰且行之有效的响应机制，能够在危机来临时迅速启动奏效；在决策层面指应对危机时能够科学、迅速地作出决策，精准控制危机带来的危害；在行动层面要确保信息通路高效透明，各类要素资源具有一定的冗余或高效的"平灾"转换能力。

4.2.3 恢复力：应急处置，全面恢复

对于城市安全这一复杂系统而言，恢复力是重要的保障能力。

党的二十大报告提出"提高防灾减灾救灾和重大突发公共事件处置保障能力"。恢复能力首先表现为应急处置能力。统筹应急资源，建立快速反应、有效应对的应急机制，确保在事故发生后，以最快速度实施救援，最大程度降低事故损失。比如，系统打造水域、高层、轨交、化工和大跨度建筑等领域的专业攻坚力量，积极鼓励引导街道、社区、企业、单位等基层应急力量和社会救援组织承担一定的初期抢险救灾职能。还应积极推行社会应急装备物资、大型工程器械联储联动机制。确保事故发生后，有正确的人，配备正确的装备，配足正确的物资，并在正确的时间出现在正确的位置上，开展救援。

其次是系统从消极状态中恢复的能力。城市生命体从各类突发事件和慢性压力带来的负面影响中恢复往往是多方面的。主要包含三个方面：物理空间功能的恢复；各类管理系统、公共秩序的全面恢复；公众情绪特别是对未来发展预期的恢复。这一能力是由制度优势、文化优势、技术优势以及市场激励手段共同构建的。

最后是系统整体迭代提升的能力。一个"韧性"组织在各种不确定挑战的冲击下，会快速形成大量有效的工作方法，并通过一套行之有效的筛选机制，快速迭代、升级，提升能力，不断应对新的不确定性挑战。

恢复力要逐步固化为主动防御的能力，内化为主动控制的自愈能力，直至迭代为

免疫力。从治愈升级为自愈的过程可以分解为三个层次：一是及时总结，每一次突发事件后，通过经验总结，沉淀优秀做法；二是逐步形成行业操作规范、操作手册等，在行业内推广直至在更广泛的领域推广；三是整合协同，整个城市管理系统会在这样的反复实践、训练、纠错中实现系统迭代。随着管理成熟度的提升，管理人员，特别是一线人员可以主动地在各种支持下根据事态的动态变化，第一时间作出判断，调动资源、采取行动，即为一种自愈能力。

韧性能力看似复杂，但抓住免疫力、治愈力、恢复力这一能力框架，就能根据自身特点，找到提升路径。

4.2.4 公共卫生事件过程中基础设施韧性的关键点

公共卫生事件下，从基础设施维持运行所依赖的基本要素看，一般会遭遇人力资源短缺、供应链中断、设施设备系统更加脆弱以及公共卫生防控工作本身对常规工作的影响。

（1）人力资源挑战

公共卫生事件伤害的对象是人。对于基础设施运行来说，首先面临的挑战可能是人力资源的匮乏。按照"免疫力-治愈力-恢复力"的能力框架来识别，当重大公共卫生事件出现时，可能导致人力资源匮乏，基础设施运行风险防控能力、隐患识别能力可能下降，则原有的安全操作标准被打折扣，基础设施本身非常容易进入脆弱状态；如果叠加出现其他自然灾害、事故，管理组织的应对能力可能下降；救援恢复速度同样可能下降。因此，运行部门必须优化内部资源配置，可以从多个方面着手。首先，应对团队能力进行全面盘点，深入评估现有成员的技能、经验和潜力，通过合理的岗位调配，最大化资源利用效率。其次，要推动多职能交叉培养，鼓励员工接受跨领域培训，掌握基础设施运行中的多项关键技能，以实现一专多能的综合能力提升。自动化工具的广泛应用也至关重要，通过技术手段减轻人力负担，有助于提高整体效率。然后，明确核心任务的重要性不容忽视，应对研究工作进行优先级排序，集中资源攻克最为关键的领域。最后，需精简非必要的工作内容，优化流程，减少低价值或重复性任务，将有限的人力资源聚焦于高价值的关键领域。通过这些举措，可以实现资源的高效分配与利用，为工作目标的达成提供有力支持。

（2）供应链中断挑战

在公共卫生事件下，可能面临供应链中断的问题。不同类型的公共卫生事件对社会运行的影响不同，但传染病防控可能造成交通的中断，因此对于各类基础设施而言，其维持运行的基本物资供应可能受到影响。对基础设施运维企业来说，要立刻开展物料库存清查，明确关键物资储备情况。 采用动态库存管理，优先支持对业务影响最大的项目或设施。 快速拓展本地或区域性供应商，降低对单一来源的依赖。 评估现有供应商的交付能力，建立应急合作协议。 研究可用替代材料，确保替代方案满足功能及安全要求。 简化设计或施工方案，以减少对稀缺物料的需求。 与行业伙伴、地方政府建立物资共享机制。 探讨在紧急情况下的跨区域调拨与协调机制。 当然公共卫生事件下的应急管理水平，还是取决于日常管理基础，和供应链管理的指导思想，在日常运行中要有建立安全库存水平，重点保障关键组件和高需求物料的储备。

（3）管理流程叠加挑战

在极端公共卫生事件下，基础设施运行部门在做好基本管理工作的基础上，还要配合医疗卫生专业部门做好相关工作。 特别周期较长的公共卫生事件，会增加管理工作内容，使工作更为复杂。 因此，要协调好基本工作内容和新增工作内容的关系，特别是要保护好工作人员的身心健康，因为这是确保基础设施持续安全稳定运行的基础。

在极端公共卫生事件下，基础设施运行会更加脆弱，系统的腾挪空间和纠偏能力都会下降。 微小的事故和差错在常态下是可承受的，在公共卫生事件下可能难以承受，因此对管理水平提出了更高的要求。

4.3 关键基础设施韧性能力建设的路径

周期长、影响范围大的极端公共卫生事件对城市基础设施运行的挑战是复杂的，在本质上，要在提高基础设施的整体韧性安全能力。

4.3.1 加强数字化技术应用

要将大数据、云计算、人工智能等新技术和新方法灵活运用在韧性能力提升的全过程中[4]。 具体来看，可以体现在以下五点。

（1）"数据化观"，数据将"未病"可视化。

更清晰识别潜在风险，是精细化管理的前提。 要坚持问题为导向，强化综合能力。 比如，围绕城市的油气管道、桥梁隧道、大型建筑等重大风险源，加强关键参数及状态监测能力，形成风险数据化[5]。 要为城市制定一份基于详细数据的、打破"科室限制"的、关于城市的"全科"体检报告。 城市体检是城市发展的不可或缺环节，而城市安全体检更是重中之重。

（2）"信息化管"，监控未病，控好已病。

坚持以需求为导向，形成长效机制。 利用好这些数据将是一个更长期的研究过程，各种数据模型还需要经过长期的实践检验，用好"一网统管"城市运行平台，落实城市风险地图，同步做好隐患排查、登记、评估、报告、监控、治理、销账的闭环全周期管理，强化风险关联性分析，落实风险防范的导向能力。

（3）"智能化防"，防好大病。

从数据到智能，坚持以应用为导向，强化技防能力，提升预警技术。重点要用好物联网、互联网、大数据、云计算和 5G 等新型信息技术。比如，对大客流实时监控，借助智能算法，适时提出限流预警，确保不出现大客流"对冲"的现象，有力杜绝踩踏风险。

（4）"智慧化统"，系统能级的跨越。

数据能力的再升级，指向风险防控决策能力的优化。强化大数据分析能力，从数据上发现系统性、结构性的问题。比如，通过对产业供应链的国有化程度分析，就能够增强国际贸易问题的处理能力。在城市安全生产、防灾减灾等风险防控上，要将数据化观、信息化管和智能化防统筹管理起来，要强调基础信息汇聚、现场信息获取、事故链演变态势分析的能力，落实"数据＋经验"的双驱动决策机制等。对城市常见的灾害类型进行风险评估，编制城市自然灾害风险评价图，建立完整、全面且动态的城市灾害数据库和风险特征库，通过仿真模型模拟风险的发生概率、演化路径和影响范围，推演不同情境下风险的情况，模拟灾后的逃生路线、救援方案和损毁情况，提高风险评估的精确性和便利性，提高基础设施韧性的精细化和科学化水平，让评估结果真正倒逼基础设施安全体系不断趋向完善。

（5）"现代化救"，高效快速反应。

强化应急装备技术支撑和关键技术研发，做好应急资源保障，提升救援实战能力，落实"全灾种、大应急"的要求。还要利用更丰富的技术实现更敏捷的反应和高效的资源保障。例如，针对水域、高层、轨交、化工、大跨度建筑等城市重大风险，系统打造专业攻坚力量，建立专项演练的评估机制，不断提高现场人员的应急处置能力水平。积极鼓励引导街道、社区、企业、单位等基层应急力量和社会救援组织承担一定的初期抢险救灾职能。积极推行社会应急装备物资、大型工程器械联储联动机制，通过政府购买服务等形式构建物资快速保障体系。要研究落实关键应急抢险装备、材料和关键抢险人员的动态配置，该建的队伍一定要建，该配的装备配得起就配，配不起就租，以多种形式实现应急物资与器械的联储联动，最大程度地创造应急阶段所需的交通、水源、电力和通信等外部条件。

具体到城市公共卫生系统，要从以下几个层面解决突出问题。

一是借助大数据＋云计算技术，建立城市医疗资源调配系统。可以依托专业化物流企业，对各医院物资使用及需求情况进行数据采集分析，实现智能化的物资调配，改变用纸和笔进行物资分配的低效工作方法，并通过大数据分析预判未来的物资需求，以防出现物资告急的现象。

二是完善公共卫生事件上报及收诊系统。要利用大数据采集分析城市患病人数及救治情况，并根据各医院床位数、试剂盒等医疗资源情况，智能指派就诊医院，简化收诊程序，以最大化利用各地的医疗资源，减少不必要的中间投入。

三是完善基层服务信息平台，建立便民服务体系。要积极开放线上预约系统，在突发情况下合理安排口罩、消毒液等急需产品的购买途径，并利用基层服务平台及时发布人民群众关心的疫情、食品价格和健康安全知识等信息，减少居民的恐慌情绪。要汇总医院、基层社区的相关医疗与健康数据信息，提升数据信息的分析能力，在发现问题时及时发布相关疾病的发病、流行的统计信息，借助信息技术对疾病进行跟踪调查，及时掌握疾病的发展特点，做到"事前早发现，事后早行动"。

四是建立数据共享机制，提升基层医疗服务的水平。要加强顶层设计，提升资源整合共享能力，设立跨部门的协调机构，各部门共同参与，协调推进，构建突发安全事件的应急行政机制，简化工作流程，提高服务效率。加大对数据共享的投入，通过建立统一数据标准，消除"数据孤岛"，在信息安全的情况下，适度开放部分数据以供相关公共卫生研究使用。完善社区居民的健康电子档案，确保信息的全面覆盖、实时更新，提升居民的系统使用能力，确保社区防控工作的顺利开展。同时搭建社区医院与三甲医院的远程服务桥梁，改进基层医疗水平，提升居民对社区医院的认可程度，进一步完善互联网＋"家庭医生"的服务体系，以减少疫情防控期间过度的人员流动与不必要的交叉感染。

4.3.2　加强"平急两用"公共基础设施建设

突发公共事件始终是超大特大城市潜在的重大威胁。2023年《关于积极稳步推进超大特大城市"平急两用"公共基础设施建设的指导意见》发布"平急两用"公共基础设施是党中央根据房地产市场新形势部署的"三大工程"之一，积极稳步推进超大特大城市"平急两用"公共基础设施建设，是实现城市发展与安全一体统筹、良性互动，推动城市高质量发展的重要举措。

"平急两用"公共基础设施主要是指"平时"具备旅游、康养、休闲等功能，"急时"可转换为隔离场所，满足应急隔离、临时安置和物资保障等需求的公共基础设施[6]。"平急两用"公共基础设施建设是系统工程，要坚持系统思维统筹推进，将"平急两用"理念融入城市整体规划，处理好政府与市场的关系、成本与收益的关系、"平"时与"急"时的关系。一要坚持问题导向和目标导向，解决好"建多少、在哪建、怎么建、用什么地、如何配套、如何管理"等问题，要注重统筹新建增量与盘活存量，积极盘活城市低效和闲置资源，依法依规、因地制宜、按需新建相关设施。二要坚持政府引导、社会主导，发挥政府在统筹协调、规划编制等方面重要引导作用的同时，充分发挥市场机制作用，鼓励和吸引更多民间资本参与"平急两用"公共基础设施的建设改造和运营维护，发挥头部企业投资建设、开拓市场、打造品牌支撑作用，以市场效益确保"平急两用"公共基础设施可持续高质量发展。三要守住底线，完善政策体系，健全工作机制，防范财政金融、生态和安全生产风险，推动"平急两用"公共基础设施建设尽快落地见效。

建设"平急两用"公共基础设施，一是有利于大城市进一步完善医疗卫生服务体系，补齐应急物资保障供应等方面的短板，提升城市卫生健康治理体系和治理能力现代化的水平。二是有利于促进城市周边经济发展和乡村的振兴，能够有效盘活山区、农村沉睡的旅游居住资源，促进旅游消费，畅通中心城区与周边乡村的要素流通循环，带动新型农村集体经济的发展，拓宽农民增收致富的渠道，稳定和扩大就业，促进城乡融合发展和乡村振兴。三是有利于推动城市转变发展方式和规划建设管理理念的升级转型，进一步优化城市空间布局，促进城乡高质量、协调发展。

建设"平急两用"公共基础设施，一要聚焦在打造一批具有隔离功能的旅游居住设施上，坚持因地制宜、因城施策，综合考虑地理区位、旅游资源和交通条件等因素，建设储备一批旅游居住设施。二要聚焦在升级一批医疗应急服务点上，坚持填平补齐、保障应急，在中心城区高水平医院支援带动的基础上，支持县级医院、县域医疗卫生次中心等提标扩能，升级改造一批医疗应急服务点。三要聚焦在新建或改扩建一批城郊大仓基地上，坚持平时服务、急时转换，统筹考虑超大特大城市大型物流基地设施布局和物流配送体系建设，新建或改扩建一批城郊大仓基地，按照"平时"服务城市生活物资中转分拨，"急时"可快速改造为应急物资和生活物资中转调动站、接驳点或分拨场地的要求，合理划分基地功能区域，完善内部设施布局，补齐功能性设施短板。四要聚焦在完善市政、旅游等配套条件上，优先将"平急两用"公共基础设施周边及相关道路沿线的支线道路、通信设施、垃圾污水处理设施、医疗废物和污水处置设施等配套建设任务纳入相关基础设施专项规划，有序推进实施，加强"平急两用"公共基础设施周边重大旅游基础设施建设，促进优质旅游资源扩容。

4.3.3 把握好四个关键

韧性能力是城市风险防控能力的系统升级，体现了生命至上的原则和目标，是安全体系和能力现代化建设的重要内容[7]，有四个关键需要关注。

1）从被动应对到主动适应的目标转变

韧性能力提升，意味着我们应对各类冲击时，整个城市运行体系的目标发生了变化，不仅包含被动防御，还包含主动预防，主动减缓和适应，预防为先，守护生命。

例如，在应对自然灾害方面，不仅要被动防御，还要主动减缓，探索适应新变化的方式。2022年5月，生态环境部等17部委联合印发《国家适应气候变化战略2035》，首次将适应气候变化提高到国家战略高度，推动重点领域和区域积极探索趋利避害的适应行动。在这一指导思想下，主动减缓温室气体排放、对气候变化加强风险预警，提升气象服务能力，与各行各业共同提高应对极端天气等举措被提上议事日程。

目标的转化实质指向发展和安全的统筹，用发展的眼光看待安全问题，在发展的过程中确保安全，是更深层次的预防。

2）以敏捷转换为核心的能力提升

从常态到非常态的快速转换能力是平急结合的重要内容。这一转换能力的实现可以从三个角度发力。

一是实现基础设施、管理单元功能的多样性和模块化，为平急结合奠定基础。设施功能的多样性，确保了安全和成本之间的平衡，能以较小的投入实现常态和非常态功能的转化和结构调整。基础设施功能的模块化一方面可以实现功能的快速重新组合，快速实现系统功能的转化；另一方面也可以分散干扰，锁定增益，阻断风险。在抗击疫情的过程中，很多企业能够快速转产口罩生产很大程度上依赖于今天我国工业制造在多样性、模块化方面的卓越能力。从系统的管理结构上来说，只有实现了基础设施和管理单元功能的多样性和模块化，才可能实现城市运行系统在各种状态下的机构调整、快速转化。

二是以适度冗余为基础的韧性能力提升。冗余是实现防御急性冲击的最基础性措施，但冗余意味着成本，有效协同和适度冗余的结合往往更具适用性。例如，在世博会举办期间，上海充分挖掘周边城市的综合资源，通过多渠道合作分流游客的居住压力和接待压力，强化公共交通基础设施网络，增强交通聚散能力，形成多层次、多方位的服务体系，通过疏散人流缓解压力，实现了风险分散。随着信息技术的发展、物流能力的提升，以效率降低成本更具可行性。对于一个高效协同的系统而言，分布式布局是一种非常经济的"动态冗余"。党的二十大报告提出"加强国家区域应急力量建设"，直指区域高效协同。各类资源合理的分布式储备，一地突发事件，一地资源不足，但只要可以快速协调，就是具有一定的冗余性，是一种典型的"动态冗余"。

三是充分利用各种新技术、新工具，赋能基层，构建高效系统并提高急时组织结构转化能力。城市运行管理的层级多，链条较长，在突发事件中，难免反应速度慢，不能适应急时状态。相对而言，扁平化系统效率更高。基于信息技术实现组织结构的调整是一种有效手段。正如党的二十大报告指出的提升社会治理效能要"完善网格化管理、精细化服务、信息化支撑的基层治理平台"系统从常态转化为非常态，必要条件之一是要确保建立完备的信息沟通机制，赋能还要赋权，让基层快速行动起来。

例如，上海探索建立应急管理单元制度就是赋能基层。从 2005 年开始，上海建立起应急管理单元，通过组织体系、应急预案、应急保障、工作机制的指挥信息平台"五要素"，保证这些特定区域平时"有人牵头"抓防范，急时"有人召集"抓处置。将 10 个重点区域和高危行业重点单位确定为市级应急管理单元，各区也相应建立了 38 个区级应急管理单元。建立了"条（委办局）、块（区政府）、点（应急单元）"相结合、全覆盖的应急管理责任体系。

2016 年，上海市政府办公厅印发《关于进一步加强街镇基层应急管理工作的意见》，提出了街镇应急管理"六有"（有班子、有机制、有预案、有队伍、有物资、有演练）建设的具体内容，推进应急管理向基层延伸。结合基层特点，在村（居）设立"应急宣传栏"、配置"应急小广播"、配备"应急急救箱"、建立"社区应急响应队"、建设"应急实训点"等，使应急管理的触角延伸到最末端。

3）以协作为保障的环境塑造

提升关键基础设施韧性能力，需要全社会的共同努力，离不开一个重视互助、协作的社会环境。党的二十大报告指出"健全共建共治共享的社会治理制度，提升社会治理效能"。实现最广泛的动员要有激励机制，也要有文化基础。中华民族是坚韧的民族，中国传统文化蕴含着坚韧、团结的基因；近代以来特别是"五四"新文化运动以来，在党领导人民进行的伟大斗争中培育和创造了思想理论、价值追求、精神品格，凝聚了中国人民顽强不屈、坚韧不拔的民族气节和英雄气概。千百年来的积淀，让我们这个民族在大灾大难面前，有着不一样的品格和难以比拟的动员能力。无论在灾害防御、应对还是恢复的过程中，文化可以凝聚最广泛的力量。个人、家庭、社区都是城市韧性的坚实保障，是真正的韧性力量所在。

以上海探索激发市场主体积极参与风险防控为例进行说明。上海于 2012 年在危险化学品领域全面推广安全责任保险，引入第三方组织为投保单位提供防灾防损服务。建立了危化品联席会议制度和烟花爆竹联席会议制度。推广应用电子标签自动识别系统，对危险化学品进行安全监管闭环管理。实行使用单位信息登记报送、行业主管部门和属地进行核对确认等常态化管理。要求仓储企业实行"筛选比对、定品定量、有序周转"的定置管理，有效管控仓储企业安全风险。2015年，上海保监局联合上海市委金融办、上海市气象局共同开展巨灾保险课题研究，探索建立上海巨灾保险制度及相关风险分散机制。2018年5月，上海市巨灾保险试点工作在黄浦区正式启动。2018年8月12日台风"摩羯"过境上海，造成黄浦区南京东路临街店铺招牌掉落致死3人，巨灾保险第一时间启动理赔程序，快速定损和赔付，极大限度地化解了社会矛盾和不利影响。

4）加强共识的系统观整体观

公共卫生事件对于全社会都是挑战，它包含了太多的未知和不确定，在面对时会不可避免地产生认知的误区和盲区，甚至产生恐惧等各种情绪。因此在极端公共卫生事件中，全社会要形成最广泛的共识，实现最广泛的动员。

这一共识应包含三个层面，包含使命层面的共识、对风险的共识和对风险防控方法的共识。使命共识是指战胜公共卫生事件的信心、对完成项目的信心和使命感，能够在高度不确定性的外部环境下，激发员工的主动性，这是落地各项管理对策的基础。在传递这样的共识过程中，应使员工看到具体的可操作举措和行动，这样才能在特殊情况下，迅速形成共识。风险共识是指对项目可能的风险，不同的管理主体和执行主体要有共同的认识，具体包括对风险致因、风险研判、风险影响的认识，对安全责任的认识。这是完善安全生产机制，提高管理能力，合理配置资源的基础。方法共识是指由于风险管理专业性强，采用的方法和工具各有侧重，要实现精细化管理，在执行层面必须有对管理工具和方法的共识。在每一次公共卫生事件中，很多新的管理工具被迅速推广，各个参与主体能够迅速学习、接受、使用，是压力使然，但这也提醒，对管理工具、方法的共识，对于管理提升、管理变革的重要性。

在基础设施运行风险防控层面，同样需要一个共识系统支撑，原因在于：以风险为管理对象的特殊性，风险具有高度不确定性，任何周密的计划都很难是万全之策，因此管理主体的共识就格外重要；公共卫生事件的特殊性，意味着高度不确定的外部环境，意味着要面对大量未知，易产生认知分歧，如果不能统一认识，必然难以行动一致；基础设施运行管理参与主体多，与社会生活关联度大，组织难度大。

同时三个层面的共识不是割裂的，而是融合的。对于基础设施运行管理的广大员工来说，简单地强调使命、价值观等理念，很难真正形成共识，更容易成为"墙上的口号"。因此，在建立和维护共识系统过程中，必须将三个层面高度整合，在具体的管理制度、工作方法的传递、触达中，让员工理解项目的使命、提高风险意识、认同并愿意使用同样的工具方法，这是这个共识系统建立的关键。

4.4　面向重大传染病事件的关键基础设施韧性建设——以交通为例

在各类公共卫生事件中，特别是在重大的、长周期的公共卫生事件中，交通基础设施的韧性安全，将影响公共卫生事件处置的救援、城市医疗体系的运转、城市运行的保障。

4.4.1　上海韧性交通建设的基础、要求与挑战

1）上海韧性交通建设的基础

上海交通着眼国家战略，服务经济发展，服务人民美好生活，在硬件基础设施方面和综合管理等方面取得了全面进步，获得巨大成就，为建设韧性交通奠定了坚实基础。主要体现在三个方面[8]。

一是服务国家战略，提升市民出行获得感。在"十三五"时期，上海国际航运中心基本建成，目前正在迈向"全面建成"的新阶段，全球航运资源配置能力整体提升，有力保障了国内国际双循环的战略链接的安全。上海交通综合多种手段持续提升市民的幸福感和获得感，坚持交通基础设施适度超前建设，构建了与超大城市相匹配的交通设施网络；坚持公共交通优先发展战略，采取多种手段丰富市民出行方式，为未来韧性交通建设奠定了坚实的基础。

二是融合创新，交通产业升级成效显著。智慧交通在效率提升、安全运行等方面都有极大优势。上海坚持科技赋能、创新驱动，前沿技术与交通领域加速融合，在综合交通发展尤其是智能交通方面取得了长足进步。交通新基建持续推进，交通出行信息化水平持续提升，中心城实现公交站点实时到站信息预报服务全覆盖，并逐步在郊区推广。智慧交通发展走在全国前列，为韧性能力提升赋能。

三是共治体制机制日趋完善。在重大突发公共事件中保障城市有序运行，是交通韧性能力的体现。近年来，上海持续优化综合交通行政体制，着力构建长三角区域交通一体化推进机制，综合交通协调工作机制逐步健全，修订《上海市道路交通管理条例》，出台《上海市推进国际航运中心建设条例》《上海市铁路安全管理条例》等，让交通法规体系更加健全。持续推进"放管服"改革，为交通行业健康可持续发展创造良好环境。综合交通保障及应急管理服务能力不断提升，圆满完成进博会等重大活动交通保障任务，并在应对公共卫生事件时，港口、机场核心功能稳定运行，城市交通保障有力。这些实践为上海应对各类风险挑战积累了经验。

2）上海韧性交通建设的要求

随着城市规模的扩大，超大城市交通建设面临的挑战始终在动态变化中。

2022年10月13日，新一轮《上海市交通发展白皮书》正式发布。白皮书指出，上海交通发展的总目标是构筑"人本、高效、智慧、绿色、韧性"的国际大都市高质量一体化交通。这一目标的提出，基于上海服务国家战略的需求，基于当前城市发展面临的挑战，为上海韧性交通的建设指明了方向。

一是推动高质量发展要求持续提升交通服务能级。党的二十大报告提出"以新安全格局保障新发展格局"。安全、韧性的交通系统对于保障经济社会发展安全、供应链安全具有重要意义。2019年，交通运输部发布《国家综合立体交通网指标框架》，将"交通网韧性"作为系统指标之一。作为统领我国未来交通发展的指导性文件，《交通强国建设纲要》也对"韧性交通"系统建设提出了具体要求：要建设现代化高质量综合立体交通网络，实现立体互联，增强系统弹性。推动高质量发展要求持续提升交通服务能级。

二是上海城市定位对韧性交通建设提出新要求。从上海的发展要求看，百年变局和突发公共卫生事件交织叠加，全球经济贸易格局和国际秩序深刻调整，我国正加快构建新发展格局，上海将着力打造国内大循环的中心节点、国内国际双循环的战略链接。这就要求进一步提升上海国际航运中心能级，强化上海在国家综合立体交通网络中的枢纽功能，增强全球资源配置和国际国内连通能力。拓展发展空间格局要求加速重构综合交通体系。同时，长三角区域一体化发展上升为国家战略，上海提出加快形成"中心辐射、两翼齐飞、新城发力、南北转型"的市域空间新格局，将形成主城区、五个新城、上海都市圈、长三角城市群由内向外逐步拓展的空间发展格局。

三是上海提出韧性交通建设具体目标。基于新的发展要求，《上海市交通发展白皮书》将建设韧性交通提上议事日程。提出按照统筹发展和安全，坚持源头管控、预防为主、综合治理，更加注重增强交通系统韧性的原则，制定了具体目标：适应超大城市经济社会发展需求的交通安全现代治理体系基本建成；交通行业安全生产事故死亡人数维持低位，重特大安全生产事故有效防范，道路交通事故万车死亡率持续下降；交通系统应急处置能力和韧性显著提升。

3）上海韧性交通建设的挑战

超大城市是经济发展的重要引擎，其战略地位决定其承担的责任、面临的挑战都是巨大的。超大城市是各种安全问题的汇聚点，超大规模性带来的城市治理难题是一个世界性难题，对交通系统韧性能力提出新挑战。

一是城市交通系统外部风险挑战的不确定性和极端性日益增强。风险挑战的不确定性和极端性越来越强，主要体现在各类突发事件对交通系统的冲击上。

在自然灾害方面，风险的不确定性不仅表现在类型上，还表现在程度上。如自然灾害的极端程度超越了人们的认知范畴,而且这类事件日益"趋多"。2021年7月20日河南省郑州市发生特大暴雨灾害,郑州国家气象站出现最大日降雨量624.1毫米,接近郑州平均年降雨量640.8毫米,16时至17时出现的极端降雨,突破我国大陆气象观测记录历史极值。从未来趋势看,随着全球变暖进一步加剧,预估极端热事件、强降水、农业生态干旱的强度和频次以及强台风(飓风)比例等都将增加,越罕见的极端天气气候事件,其发生频率的增长百分比越大。

事故灾难对交通系统的冲击始终是难以回避的风险。虽然数据显示,中国安全生产事故逐年下降,2022年安全生产事故死亡人数与2017年相比下降46.9%,但这类挑战始终存在。特别是城市交通网络密度的增强,城市空间生产、生活空间的融合,这些对交通基础设施的建设、日常管理、事故发生后的快速恢复提出了新的要求。2015年8月12日天津市滨海新区天津港的瑞海国际物流有限公司危险品仓库发生火灾爆炸事故,造成165人遇难,包括参与救援处置的公安消防人员110人,事故企业、周边企业员工和周边居民55人。事故对交通基础设施的破坏及影响十分巨大,暴露的管理问题十分严重。

公共卫生事件对交通系统管理形成新挑战。近年来发生的传染病等公共卫生事件对城市交通运行提出了动态适应的新要求,这是韧性能力的重要方面。在传染病暴发初期、顶峰、恢复期对城市交通的要求是不同的,如基础设施在极端情况下要满足接触较少的短距离"慢行"需求,要通过精准动态管理保证刚性、应急物资保障运输需求。这类事件对韧性交通的动态性、易达性、智慧性等提出了新的要求。不少研究认为应通过对不同情形下的交通供给进行动态调整,在其适用期间进行弹性扩充来提升城市交通的韧性。

二是城市交通系统内部的复杂性决定了风险挑战趋强。随着城市规模的扩大,城市交通系统日益复杂。《上海市交通发展白皮书》显示,2021年上海港港口连接度连续11年保持全球首位,集装箱吞吐量突破4 700万标准箱,连续12年保持全球第一;2019年,上海机场通航全球50个国家和地区314个通航点,客运吞吐量1.2亿人次,位列全球城市第四;2021年航空货邮吞吐量436.6万吨,位列全球城市第三;2021年底城市轨道交通网络规模达到831公里;至2021年底公路总里程1.31万公里,高速公路里程845公里;城市道路5 844公里,城市快速路里程233公里。

复杂系统在日常运行中本身就面临诸多风险挑战,对交通管理提出了新的要求。超大城市交通系统规模大、样态丰富,海陆空交通系统均蕴含着不同风险挑战。不同空间类型交通系统如城市群交通系统、城市区域交通系统、城市社区交通系统面对的挑战不同,对韧性能力的要求各有侧重。

交通系统的复杂性还体现在其本身是一个复杂的生态系统。基础设施、各类主体占据了不同的"生态位",在自适应的过程中会涌现多种不确定性因素。例如,新技术在资本、创新组织、市场管理要求、市场竞争的多方博弈中不断被筛选,其在安全性上的取舍往往有一个过程,常常蕴涵着阶段性的风险。很多新技术最终实现安全和效率的平衡往往由事故推动。这一复杂系统的自我发展迭代本身就蕴含着各类风险。如何实现风险可承受始终是管理难题。

4.4.2 韧性交通及其功能表现与实现路径

在城市层面,"韧性交通"是指城市交通系统在干扰事件发生的前、中、后期能够有效应变,富有弹性和较强的抗冲击能力。《上海市交通发展白皮书》指出,"韧性交通"是指交通系统能动态适应自然灾害、气候变化、公共卫生事件等外部扰动的影响,打造更具弹性和适应性的基础设施和运输服务体系,显著提升应急处置和快速恢复能力,保障交通正常运行和国际国内物流供应链畅通。建设韧性交通是打造韧性城市的重要支撑。

城市交通系统韧性的表征包括如下几个方面。第一,交通韧性的要点是要保障人的生命安全。一个高水平安全效能的交通系统是具有较高韧性水平的交通系统的前提。交通事故及伤亡率往往能反映交通系统的安全水平情况。美国 One New York 提出要将交通事故重伤人数控制在0,这反映了对交通安全的极端重视。第二,较高韧性水平的交通系统比较注重交通流效率,一般而言道路系统的连通性与网络性较好。第三,较高韧性水平的交通系统比较注重城市道路类型,稳定性整体较强,车行与慢行交通系统互为补充。第四,较高韧性水平的交通系统运行井然有序,如公交系统和停车设施等城市道路交通设施基本完善。第五,较高韧性水平的交通系统比较注重稀缺交通空间资源高效及合理地利用与分配,推进道路交通系统的管理生态化与精细化结合。

要实现较高韧性水平的交通系统一般要具备以下几点认识。第一,交通系统韧性的获得并不仅仅是个工程策划或组织问题,常常需要从经济、社会及生态的角度整体考量,获得最大的综合效益。第二,交通系统韧性的获得必须与城市的土地利用、城市发展政策等协调整合,而不仅仅局限在交通系统中。第三,交通系统韧性的获得需要多学科、多专业、多技术的支撑,要将人的综合素质与城市的精细化管理进行有机结合。第四,较高韧性水平的交通系统不仅仅应满足机动性、减灾防灾要求,还应考量治拥堵、降能耗、减少空气污染、增加社会公平等需求。第五,城市交通系统韧性的获得也应该注重出行文化的生态化建设,要大力弘扬绿色化、低碳化出行的理念。

4.4.3 重大传染病事件对交通规划及民众出行方式的影响

1）传染病事件对交通规划理论的冲击

基于供需平衡的资源分配是城市交通规划建设与管理的基础理论，如何解决需求和供应之间的平衡是城市交通发展的基本要求。在公共卫生事件暴发初期，对城市交通的要求不再是缓堵保畅，而是阻断交流，隔绝和延缓病毒的传播，同时保障基本生活需求和医疗防疫的需要。

成本效益分析是交通方式划分的一项依据，在交通方式竞争的优势和劣势分析中往往重点关注时间成本和经济成本。如公共交通和小汽车出行的竞争，如果公共交通的出行时间成本对比小汽车有足够的竞争力时，将促使更多的人采取公共交通出行。但是，突发公共卫生事件来临时，生命安全成为最重要的选择成本，因此对公共交通的发展提出巨大挑战。

2）对交通规划设计的促动

公共卫生事件一般具有高度的突发性和不确定性，但未来可以在科学评估这类风险的基础上，通过政策引导，设计集规划、建设、管理于一体的韧性交通系统。规划建设韧性交通系统需要从两个方面考虑：一是提高交通系统自身的韧性，增强其抵御灾害风险能力和快速恢复能力，尤其需要提高交通系统在自然灾害方面的韧性；二是需要将交通系统置于整个城市韧性系统中去考虑，规划建设多元化、多系统的交通体系，确保在日常和应急状态下都能提供可持续、灵活、无障碍的交通服务。规划建设疫情防控的韧性交通，需要从城市总体韧性视角综合考虑，更需要从政策层面，加强多部门的联动和合作。

3）对出行方式的影响

城市交通规划目标往往希望增加公共交通在所有交通方式中的比例，但公共卫生事件发生后，多数出行方式为小汽车。2021年中国城市规划设计研究院发布的《2020年度全国主要城市通勤监测报告》数据表明，中国大城市也有近一半的通勤距离在5公里以内。因此，城市自行车系统拥有较好的市场规模，此外，人们常常将自行车系统理解为公共自行车，这一概念还需要调整，个人自行车往往拥有更好的出行体验。

我国电动自行车市场规模巨大，但其中也引发了较多的安全问题。从大城市的发展来看，小型化、智能化、低速化，应该是汽车的发展方向，而不是更大的汽车。比如，日本城市中的小尺寸汽车K-Car已经可以满足人们在城市中出行活动的需要。要增加小型汽车的比例，还需从牌照、停车位设置以及大排量汽车额度及费用等层面上加强宏观管理调节。

4.4.4　面向传染病防控的韧性城市交通系统特征分析

根据韧性交通的概念及疫情下城市交通系统的动态性和复杂性，城市交通系统必须具备韧性是提升其防疫性能及城市免疫力的关键。面向防疫的韧性城市交通系统具备以下几个特征。

（1）动态性。城市交通系统通过在平时和疫情不同阶段迅速切换应对策略，有效避免疫情对城市经济及居民生活造成较大冲击。其并非一蹴而就的静态系统，而是可依据疫情发展、城市风险等级及居民出行需求等多因素变化及时调整应对策略、多状态的持续优化系统。

（2）易达性。以人为本，通过缩短居民出行（通勤出行、休闲出行等）距离，实现日常出行的便捷性及步行友好性。在平时提升居民生活质量，疫情下保障居民的基本出行需求。

（3）多样性。城市交通系统需具备多种功能相似的设施，一种设施崩溃，另一种设施会及时补充，从而避免整个系统失灵，尽可能满足居民在突发事件下的刚性出行需求。

（4）智慧性。通过人工智能、大数据技术等智慧手段实现疫情数据化和精细化管理，通过交通系统管控与城市大数据对接，达到智慧城市交通管控的目标。

（5）资源性。交通需求及供给随着疫情的发展而变化，通过对不同情形下的交通供给进行动态调整，在其适用期间进行弹性扩充可提升城市交通的韧性。

参考文献

[1] 郭萍,李雅洁.突发公共卫生事件下粤港澳大湾区海上货运的法律风险及其应对[J].医学与法学,2023,15(5):1-9.
[2] 孙建平.提升城市风险治理能效的精细化管理路径[J].上海城市管理,2021,30(2):4-8.
[3] 孙建平,苑辉,李欢.超大城市韧性建设：关键基础设施安全运行的上海实践[M].上海：上海人民出版社,2023.
[4] 孙建平.让城市更安全社会更安定市民更安心[J].先锋,2021(2):39-41.
[5] 孙建平,苑辉."智慧城市"数治善治,数字化转型发展保障城市安全[J].新型城镇化,2023(Z1):67-69.
[6] 席乔悦,李远楠.关于"平急两用"公共基础设施建设的思考[J].中国工程咨询,2023(12):75-78.
[7] 孙建平.机制之变[J].中国应急管理,2023(4):10-12.
[8] 孙建平,苑辉.上海韧性交通建设挑战与路径研究[J].交通与港航,2023,10(2):1-6.

第 5 章
公共卫生风险挑战下的关键资源保障

5.1 关键资源的概念

资源保障对于突发公共卫生事件下的城市安全运行极为重要。

特别是在周期较长的公共卫生事件处置过程中，科学、合理地利用和配置有限的关键资源，既保障城市生活需求，又保障城市生产需求，从而保障城市安全运行，是亟待解决的关键问题。本章节主要以新发传染病导致的极端场景为分析对象，它的演化周期在事前无法预知，人们对病毒特性的认识也有一个过程，在这种情况下，受到阻碍病毒传播和出行限制措施的影响，关键资源在此过程中更须统筹规划。在生活保障方面，由于实施城市交通出行限制措施，一些必要和非必要的出行均会受到抑制，必要的生活需求（如医护人员的通勤出行、居民紧急就医出行、生活用品购物需求等）可能无法得到满足和保障。在生产保障方面，由于货运物流效能不畅通、生产原料和生产产品无法移动、生产人员无法工作等，生产供应链断裂、企业无法正常运转，使得生产无法得到满足和保障。因此，有必要探讨如何在突发公共卫生事件下，在预防和控制疫情传播的同时保障关键资源。

突发公共卫生事件下的关键资源是指在突发公共卫生事件下，面向关键场景和对象所需要确保的人力、机构、设备、物资和管理等，可以分为生活资源和生产资源。生活资源一般指满足人类日常生活需求的各种资源，这些资源直接用于个人或家庭的生活消费，以维持和提高生活质量，常见的生活资源包括水、食物、住房、衣物、能源（如电力、燃气等）和医疗资源等；生产资源一般指用于经济生产活动的资源，它们用于生产商品和服务，从而创造经济价值，生产资源一般分为自然资源（如土地、矿产、能源等）、劳动力（人力资源）、资本（如机器、设备、资金等）等。

本章将对关键生活保障和关键生产保障两大场景展开阐述，着力于分析保障关键资源的手段和方式。

5.2 直面市民生活：关键生活保障

突发公共卫生事件下对生活保障资源的需求主要包括防疫资源保障需求、就医资源保障需求、生活资源保障需求和保障资源保障需求。关键生活保障的需求在突发公共卫生事件的不同发展阶段存在显著差异。

5.2.1 关键生活保障的资源需求

对于突发公共卫生事件下关键生活保障需求，本书以"需求类型—行为需求—设施供给"[1]的逻辑进行分析。在突发公共卫生事件的不同发展阶段，关键生活保障的需求类型、行为需求与设施供给存在差异，对突发公共卫生事件所需提供的保障类型进行总结，如表5-1所示。

表 5-1 需求类型—行为需求—设施供给

需求类型	行为需求	设施供给
防疫资源需求	防疫行为	医疗设施和防疫卡点
就医资源需求	就医行为	医疗设施
生活资源需求	工作生活行为	生活设施
保障资源需求	保障行为	生命线系统

在明确关键生活保障需求类型的基础上，以下对突发公共卫生事件下的需求类型划分、不同阶段的行为需求和设施供给进行阐述。

1. 关键生活保障需求类型

突发公共卫生事件下的城市运行由常态转为非常态，在处置的过程中，关键生活保障需求类型的划分方式也在不断变化，其类型主要分为防疫资源需求、就医资源需求、生活资源需求和保障资源需求四大类需求，每一类需求下有对应的人群特征，如表5-2所示。

表 5-2　关键生活保障需求对应人群类型划分表

关键生活保障需求人群	人群类型	人群特征
防疫资源需求人群	传染病患者	疑似
		轻症
		中重症
		危重症
	隔离者	密切接触者
		涉及疫区人员
	防疫医护人员	
	防疫服务人员	防疫检查站点人员
		医疗垃圾处理人员
		医疗物资保障人员
就医资源需求人群	一般疾病	普通门诊
		急诊
		住院
生活资源需求人群	居家生活	实体购物
		网上购物
	工作学习	网络远程
		实体外出
保障资源需求人群	生活物资保障人员	物资运输
		物资分发
	生活保障人员	水、电、气、垃圾处理等
	殡葬保障人员	

2. 关键生活保障分阶段行为需求

传染病防控中，为阻断疫情蔓延和发展，政府和相关机构根据疫情发展态势制定相应的管控措施。对此，关键生活保障在不同阶段对不同类型的行为需求也有所不同，由此也展现出不同的特征。按照传染病事件的发展阶段，将其划分为传染病事件的初期阶段、中期阶段、暴发阶段和恢复阶段，针对不同阶段分析关键生活保障的不同行为需求。

1）传染病事件的初期阶段

在传染病事件的初期阶段，其显著标志在于少量病例出现并展现出未知病因的病症特征，而"人际传播"的明确证据尚未浮现。政府及时向市民发出预警，但是针对疫情的管理与控制策略尚处于规划或初步探索之中，尚未全面部署并执行严格的限制性措施。市民整体情绪相对平稳，尚未普遍陷入恐慌状态。

在传染病事件的初期阶段，需要保障的类型主要为防疫资源需求人群和生活资源需求人群。对于防疫资源需求中的疑似病例群体，其根据自身健康状况，选择前往社区医院、卫生诊所等基层医疗单位进行诊疗，或采取居家隔离治疗的方式。对密切接触者并未施加任何特定的行为限制。大部分生活资源需求人群的行为没有发生变化，没有出现防疫资源和保障资源需求人群。

2）传染病事件的中期阶段

传染病事件的中期阶段的主要特征为传染病患者的数量开始大量增加，存在显著的"人际传播"现象，非必要活动被限制出行，政府设置定点救治医院和隔离点等集中隔离场所，城市居民出现恐慌情绪等。

在传染病事件的中期阶段，四类人群均开始出现。大量患者人群存在前往医院检测和治疗的需求，造成大量的患者交叉感染，一般会采取分诊治疗的措施。例如，部分疑似患者采取线上寻诊的方式，部分轻症确诊患者居家隔离，中重症及以上患者在定点医院进行治疗。密切接触者等需要隔离的人群开始集中到隔离点进行隔离观察。一般情况下，这一阶段整体传染病防控工作会需要大量防疫资源保障人群，他们开始出现在防疫卡点、隔离点等防疫设施处，承担部分医疗服务、严格控制人员出入、保障隔离点生活物资等职责。生活资源需求人群统一居家隔离，并定期外出进行生活物资采购。就医资源保障中的一般疾病患者根据病情选择各等级医院就诊，普通患者通过线上寻诊方式就诊。保障资源需求人群由于特殊的工作性质，仍然需要进行实体工作，因此存在以居住地和工作地为起终点的出行。各类有出行需求的人群仅能通过非公共交通方式出行。

3）传染病事件的暴发阶段

传染病事件暴发阶段的主要特征为传染病患者数量快速上升，医疗资源严重不足，对各类出行接触进行严格管控，社区进行封闭式管理，对密切接触者进行严格隔离。

在传染病事件的暴发阶段，四类人群均存在。医院对确诊患者采取集中治疗，新发疑似患者统一转运，患者死亡人数大量上升。确诊轻症患者转移至其他医院进行收治。防疫人群加强防疫力度，严格限制人员出入。密切接触者进行严格隔离，并由防疫服务人员进行生活必需品供给。一般疾病患者选择灵活的就医方式。生活资源需求人群所需物资由生活物资保障人员统一分发。保障资源需求人群定点、定时往返于工作地和居住地，或在工作地进行长时间驻扎停留，防止传染病传播风险。

4）传染病事件的恢复阶段

传染病事件恢复阶段的主要特征为新增传染病患者数量为零或少量，各级医院恢复正常，医疗物资逐步满足需求，各行业分级分类复工复产，社区实施弹性管理，城市居民的恐慌情绪有所缓解。

在传染病事件的恢复阶段，四类人群均存在。现存确诊患者被集中治疗，新发疑似患者由指定车辆统一转运。防疫服务人群开始减少，逐步撤销防疫设施。密切接触者隔离期内继续隔离。一般疾病患者根据病情选择灵活的方式就医。生活资源需求人群逐步恢复正常，分级分类分区复工复产复学。

3. 关键生活保障设施供给

各类设施需要的关键物资各有侧重，总结二者的对应关系如表 5-3 所示。

表 5-3 关键生活保障设施供给

关键生活保障类型	设施供给
防疫资源需求	定点医院、各级医疗设施点、方舱医院、隔离点、药店、临时安置点、防疫卡点、医疗物资生产点；交通出行保障设施；殡葬设施
生活资源需求	生活购物点、快递点、交通出行保障设施、心理咨询服务
就医资源需求	各级医院和医疗设施点、药店；交通出行保障设施
保障资源需求	物资储备点、物资分发点；生活垃圾收集与处理点、医疗垃圾收集与处理点；物资应急生产点

5.2.2 关键防疫资源的保障机制与思考

与其他各类公共卫生事件比，传染病事件中防疫资源需求量大、涉及面广，本身还可能成为传染源，其保障机制格外复杂。

关键防疫资源主要集中了传染病传播过程中的患者、医疗人员和防疫服务人员等人力资源以及药品、医疗器械和生活物资等物质资源。关键防疫资源的保障机制应从物质资源和人力资源两方面进行思考。在基本架构的基础上，在物质资源方面，针对储存管理、调配管理、捐赠管理等方面进行阐述；在人力资源方面，针对意识和能力等方面进行讨论。

1. 关键防疫资源的保障机制基本架构

关键防疫资源的保障机制是传染病事件疫情防控与救治的基本组成部分，其基本架构包括医学工程技术支持、临床药学技术支持、信息技术支持、应急医疗物资筹措和应急医疗物资储备等部分。

关键防疫资源的保障机制服从于传染病事件下防控救治体系的管理要求，各保障组成及保障对象之间的关系表现为系统内部的有机联系，表征为系统的结构；关键防疫资源的保障功能服务于传染病事件防控救治任务，表征为系统的功能。关键防疫资源的保障系统的内部要素是互相制约、联系、促进的关系，表征系统自我调节和相互运行的能力。

2. 关键防疫物质资源的保障管理机制

关键防疫物质资源的保障管理机制从储存、调配和捐赠等方面展开阐述。

1)关键防疫资源的储存管理机制

首先,建立并不断完善各类防疫物质资源的需求清单[2]。关键防疫资源主要包含五类:一是医疗防护物资,包括口罩、防护服、隔离衣、护目镜、手套和防护鞋套等;二是医疗设备类和耗材,包括除颤仪、心电图机、体温检测设备和喉镜等;三是药品类,包括抢救药和其他慢性疾病用药;四是消杀类物资,包括消杀用品和装备;五是检测类,包括鼻咽拭子、核酸采样管和抗原检测试剂等。对于应急医疗物资的短缺,如不采取措施,很可能影响后续防控和救治工作的正常开展,更有甚者导致物资挤兑和恐慌。因此,需要根据传染病事件医疗物资具体使用情况,制定防护物资、检测物资、医疗设备、消杀物资和药品的目录,明确品种、数量,进行需求排摸,形成关键防疫医疗物质资源需求清单。对其中的紧缺物资采取生产要素保障、供应物流畅通、平台统筹等措施,确保医疗机构中各类医疗物资有7日以上储备。根据传染病事件发展态势和保障需求,不断完善和调整需求清单,例如,随着确诊患者的增多,部分医疗机构确诊患者吸氧需求激增,在做好空瓶消杀流转、完善周转调配工作的同时,进行科学测算,通过"以租为主、购租结合"的方式,满足一线救治的需要。

其次,建立应急状态下的防疫物质资源短缺预警机制[2]。各级医疗机构,包括方舱医院应加强对防疫医疗物资数据的分析和形势的研判,根据重点医疗物资需求清单建立防疫物资分级预警机制,物资储备量大于7天的为一级,6~7天的为二级,3~5天的为三级,小于3天的为四级。对突发紧急需求及时上报,第一时间预警和及时处置,对重点防疫物资情况,各级医疗机构库存量和使用量需进行每日更新,不断提升储备存量,以满足新增救治医院和定点医疗机构的需求。动态监测各级医疗机构实际库存情况,确保传染病事件暴发阶段各级医疗机构的各类关键防疫物资储备量达7天以上。

为完成关键防疫资源的需求清单和有效的短缺预警机制,可采用 ABC 分级法进行分级保障管理[3]。分级储备旨在降低实物储备的品种与数量,提高应对突发事件的集约性和经济性[4]。关键防疫物质资源一方面考虑对医疗救治所起的作用;另一方面也考虑储备管理的便利性。定义关键防疫医疗资源储备管理的等级,A 级为最高级、B 级为高级、C 级为一般,ABC 分级保障管理方法如表 5-4 所示。

表 5-4 关键生活保障设施供给

级别	等级划分要求			供应时限要求	储备状态
	重要性	时效性	稀缺性		
A 级	非常重要	非常紧急	稀缺	随时提供	实物
B 级	重要	紧急	一般稀缺	提供 3~5 天	实物 + 送达可控
C 级	一般重要	一般紧急	不稀缺	提供 5~7 天	送达可控 + 计划

应急医疗物资储备管理模型如图 5-1 所示。

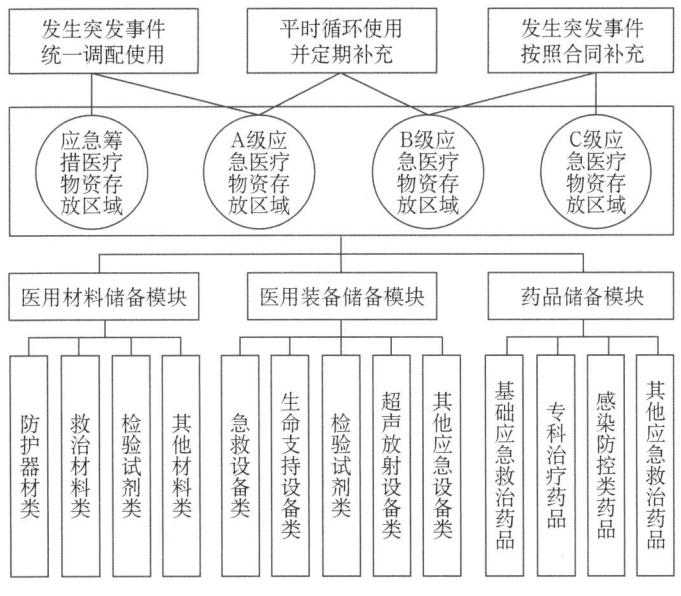

图 5-1 关键防疫资源的储存管理模型

2）关键防疫资源的调配管理机制

首先，建立各级医疗物资保障调配机制。在传染病事件的暴发阶段，各类防疫物资处于供需失衡状态，因此需要建立面向各级医疗机构（包括方舱医院、定点医院、临时集中隔离点）、街镇社区、部分重点行业、重要功能性机构等方面的关键防疫资源的调配管理机制，通过持续采集、汇总、研判各类物资需求，及时掌握各级方舱医院、定点医疗机构、市级医院、社区卫生中心、卫生健康委和重点行业等参与应对传染病事件的一线部门的关键防疫资源需求，以及收治病人及医疗队员的变化情况，按需足量配送关键防疫资源。在此过程中，一方面全力提高城市关键防疫资源的产能；另一方面，需要在全国多点布局，开拓外采渠道，做到相关清单目录内关键防疫资源"应采早采、应采尽采"。同时，还需要对供应商和物流方面进行细致部署，例如，跨省物流、车辆通行、司机食宿、物品消杀和仓库防疫等，畅通供采渠道，加强供需对接。

其次，重点关注方舱医院防疫物资合理使用和调配机制。方舱医院在应对传染病事件的过程中发挥着至关重要的作用，但方舱医院面临的关键防疫资源压力也是巨大的。需要配合医疗救治需要更新方舱医院关键防疫资源需求清单，明确各方舱医院关键防疫资源管理专人负责制。根据关键防疫资源需求清单，在开舱前应先配发 2 周的物资；待常态运行后，严格根据病人收治情况和医护配备情况，按照"每次配送不多于 5 天使用量"的原则进行配发，减少运力消耗的同时，也避免了关键防疫资源脉冲式需求现象的发生。在传染病事件暴发期间,根据方舱医院情况和需求及时进行物资调整,例如,部分方舱医院场地中存在砂石、引起鞋套磨损较快的问题,应及时采购防磨防滑鞋套等。关舱时,应对各舱库存医用防护物资、耗材、医疗设备等进行盘点,为休舱后账物核对工作做准备。对于方舱剩余物资制定方案明确去向,做到物尽其用、避免浪费。另外,关键防疫资源中的设备采取"储用结合",防护物资和药品定期轮库,确保较快的储存和更新周期。

3)关键防疫资源的捐赠管理机制

关键防疫资源的捐赠管理应具备充分的保障机制。因此,需要不断优化受赠物资和受赠款项的使用工作机制,确保传染病事件发展过程中捐赠款物接收与使用的规范和有序。考虑捐赠物资和急需物资的匹配问题[5],应建立紧缺关键防疫资源清单,明确需求方和需求物资品类,优先响应、优先调度。由专门机构对接关键防疫资源的援助和捐赠信息,根据传染病事件主管单位和部门提供的需求,制定物品分配方案,重点关注方舱医院、定点医疗机构和防疫重点行业的需要。在传染病事件主管单位和部门的指导下,对援助捐赠物品开展合规性、适用性评估,保证捐赠物品的质量。与捐助单位充分协调,调动各方运输供给,以"点对点"配送为主,避免因配送不及时、不到位造成物资浪费。

3. 关键防疫人力资源的保障管理机制

关键防疫人力资源的保障管理也需要机制进行保障。各级医疗机构是应对传染病事件的主要业务空间载体,其中,医院感染防控在人力资源保障中是各项工作的核心重点,更是较好解决传染病事件的重要保障。除医护人员以外,还存在相当一部分非医疗工作人员从事保洁、安保、维修等工作,这类人员缺乏相关医疗知识,更缺乏科学应对传染病事件的能力,是发生医院感染的高风险人群,更是各级医疗机构防控工作中的难点和薄弱环节。这类人群进入隔离点前对疫情相关知识的知晓程度、对医疗机构感染控制制度流程的知晓程度和对医疗物资使用规范的掌握情况等都远不如医护人员。因此,为保障关键防疫人力资源,需要加强医院感染控制意识和实践技能的培训和考核,从而有效降低医院感染风险[6-7]。

1)开展实时全方位的监督指导,以强化感染控制意识

首先,需提高关键防疫人员全员预防感染的意识,这对于医疗机构感染控制管理具有重要意义[8]。因此,需开展实时、全程的感染控制督导措施,及时发现医护及相关人员感染控制工作中的问题,立即加以纠正,并对重点薄弱人员开展单独培训和考核。具体措施包括:严格做好污染区监督;加强清洁区内感染控制监督,严格落实生活区管理细则;关注保安、工勤、维修水电等人员的感染;及时汇总分析感染控制督

导结果;记录整理工作中的风险点;利用例会、培训等多种方式,加强人员的思想教育。

2)开展情景化模拟培训及考核,以提高感染控制实践能力

由于在应对传染病事件的过程中,不同类型的关键防疫人员在传染病防控的理论知识及技能水平方面均存在差异,因此传染病事件下医院感染控制工作须针对不同岗位特点设定、确定培训内容,以进一步提高培训效果[9]。在抗疫工作实践中,现场演示培训、专人现场全程督导、感染控制培训考核以及常态化感染控制通知或提示是提高人员感染控制理论水平、意识及执行能力的有效方法[10]。同时,根据不同人群特征应采取针对性的具体措施。

3)关键防疫人员的保障管理提升思考

除了提升关键防疫人员的保障能力、增强意识和加强培训外,还应考虑更多因素以保证关键防疫人员在应对突发公共卫生事件的过程中不掉队、不减员,例如,合理安排舱内工作时间、面部压疮预防、极端天气(暴雨、高温、台风、冰雹、大雾)下意外暴露处理、工作人员居住区域划分指导等。这些因素主要聚焦在劳动强度的大小和意外暴露的处置等方面。同时,针对医疗机构中的不同角色不同分工,也要考虑更多因素以提升关键防疫人力资源的保障能力。

因此,面对传染病事件,为了在较长的时间段内保障关键防疫人力资源,需要根据不同人群的不同特点,包括医疗人员和非医疗人员,加强基于场景的培训考核,全方位、多形式地开展感染控制督导,强化感染控制意识。由此,确保关键防疫人员安全、高效地处理突发公共卫生事件,可以为解决突发公共卫生事件提供强有力的保障。

5.2.3 关键就医资源的保障机制与思考

关键就医资源主要面向一般疾病的患者。在传染病事件中,由于传染病患者占据了一定的医疗资源,因此需要在此情况下考虑面向一般患者的关键就医资源保障,需要在传染病事件过程中仍然能够提供一般的医疗服务。以下从门诊医疗、急诊医疗和住院等方面讨论关键防疫资源的保障机制。

1. 关键就医资源的门诊医疗保障机制

门诊是医院传染病防控的第一道关口,需要在满足一般患者就医需求的同时确保门诊防疫安全。因此,如何根据传染病特性及时调整防控策略和措施,成为传染病事件下关键就医资源的门诊医疗保障工作的重点难点。门诊是"医院内"和"医院外"衔接的窗口,门诊医疗保障主要由医院组织,但在公共卫生事件下,门诊采取的各项

措施,需要广大患者、社会各界的理解和支持。对门诊资源保障主要从以下几点入手。

(1) 调整流行病学调查内容,加大筛查力度。流行病学筛检工作是疫情防控的第一步,切断传播途径是疫情防控的关键步骤之一[11]。根据突发公共卫生事件发展态势及时调整更新不同阶段流行病学筛查流程和内容,新增查验相关检测报告,提前研判,降低其他患者和工作人员感染风险。门诊入口应设置双通道分流患者,不断优化即时检测流程,加强高峰时段检测力量。[12]

(2) 优化检测流程,提高检测效率。门诊积极采取相关措施提升检测效率:一是优化移动端应用程序,简化挂号缴费功能操作;二是开设人工挂号,方便不会操作自助机和手机的老年患者;三是增设窗口、设备、人员。

(3) 精细化管理出诊,确保突发公共卫生事件不同时期的不同需求。推行"精准预约",分流与均衡门诊流量峰值,减少人员扎堆,缩短患者在院逗留时间[13]。将门诊划分为不同的最小工作单元,减少交叉感染;提升工作人员(除流行病学调查外)防护等级;增加便民门诊力量,提供预约就诊和代替配药等服务。

(4) 紧急事件及时处置,确保安全高效。按照突发公共卫生事件应急预案,应第一时间联合最近诊区出诊医生、预判病情、多学科紧急会诊,绿色通道进行相关检查,安排专门诊室作为抢救过渡等待区域,通过绿色通道办理入院,确保患者生命安全。

在关键就医资源的门诊医疗保障方面,应明确以下几点。

(1) 高度关注疫情发展动态是快速统筹做好防控工作的前提条件。应关注疫情信息,随时掌握疫情发展动态,了解防控最新政策和要求。随着疫情的发展变化,预判患者在不同时期的行为和需求,快速调整并优化统筹协调重点工作,才能满足患者的需求。

(2) 多部门精诚合作是疫情防控工作顺利开展的坚固基石。面对突发公共卫生事件,需要积极与各部门、各科室进行大量沟通协调,对门诊产生的问题,采取电话、现场和视频会议等多种形式进行快速协调,各部门在以门诊为载体的空间内通力合作,为疫情防控工作顺利开展奠定坚实基础。

(3) 互联网医院是突发公共卫生事件期间门诊工作的强大支撑。促进互联网医院的建设与发展,推动"互联网+"医疗健康快速发展,是大势所趋[14]。互联网医院融合线上线下全流程就医模式,突破时空限制,可以为患者提供必要且专业的医疗保障服务,是门诊完成基本医疗保障工作的强大支撑,未来应进一步提升医疗机构智能化便捷化的服务保障水平。

2. 关键就医资源的急诊医疗保障机制

急诊是医院传染病事件防控的重要窗口和保障，突发公共卫生事件下急诊担负着急危重症患者救治与医院感染防控的重要任务。突发公共卫生事件下的急诊管理也成为医疗人员和决策者高度关注的重要问题[15]。特别是急诊资源保障不仅要考虑到"医院内"，还要考虑到"医院外"交通等部门与医院的协调工作；要从"患者到急诊"的全过程思考资源保障。主要关注以下几个方面。

（1）完善组织架构，健全管理体系。通过完善的组织架构可以降低风险，合理的资源管理可以显著缩减危机的发生及冲击力。从急诊管理架构来看，业务科室与职能部门应共同参与急诊管理。

（2）空间划分再造，改进整体布局。根据急诊就诊患者的实际情况，如高龄、有合并症患者多，肿瘤患者占比高等，进行空间划分改造，优化布局，可以将急诊分为2个区域。急诊1区主要由急诊科管理，负责急诊患者的救治，或进一步增设缓冲区（应急抢救室），急诊入口处前置流调岗。急诊2区为传染病患者就诊区域，可以以感染性疾病科为主，采用平日和疫情结合的方式进行管理。急诊1区与急诊2区的空间隔离，人员独立。若1区内发现可疑患者或高风险人群，即刻送往2区，以减少交叉感染的风险。通过改变环境和结构可更好地预警并应对突发公共卫生事件。

（3）规范诊疗流程，保障绿色通道。实行分层、分类、分区域的诊疗流程。严格落实"双分诊"，确保患者尽快分流。携带有效检测报告的患者可进入快速通道，直接进入诊室就诊；若无有效检测报告且非危急重症，简单问诊后先至缓冲区完善检测。急诊入院实施"双缓冲"。患者及陪护人员先在急诊抢救室缓冲，需要入院治疗者在检测结果符合要求后收治于病房缓冲区。在孕产妇就诊流程中，对不能排除传染病感染，但须即刻入院治疗或紧急救治的临产、危重孕妇，先收入缓冲区、隔离病房或隔离产房，在积极抢救的同时进行快速检测。根据突发公共卫生事件形势变化和防控措施调整，动态调整就诊与收治入院的要求。

（4）患者精细管理，科学协同统筹。在患者及陪护者健康风险管理方面，严格遵循"一人一陪护"制度，减少急诊室内的人员流动。定期对所有在院患者及陪护者进行检测，采样频率根据疫情形势决定，尽早发现潜在的传播风险，并采取应对措施。

（5）招募志愿服务，急诊咨询高效。突发公共卫生事件期间，各种舆情都考验着医疗机构的反应力。针对突发公共卫生事件期间急诊咨询电话量大、占线、人员不足等问题，应积极统筹协调，组织党员志愿者参与咨询排班。在急诊咨询热线的接听答疑过程中，有效缓解患者的焦虑情绪，切实保障民众的就医需求。

（6）协调、衔接好急诊就诊的"院内""院外"全部环节。特别要协调好交通运输资源,确保患者可以快速到达医院,快速就诊。极端突发公共卫生事件会给城市运行带来巨大考验,就医需求增大,医疗资源紧张,急诊出现问题,对人民生命安全影响更显著,容易引发社会关注。因此与城市运行部门的协调格外重要。同时还要采取多种方式获得全社会的理解和支持,让广大市民了解急诊就医的过程,配合医院的流行病调查、分诊等工作,让患者更高效、便捷地完成就医。

3. 关键就医资源的住院保障机制

住院保障机制是医院传染病事件防控的重要后盾,突发公共卫生事件下住院保障机制发挥着对后方危重症患者和一般疾病患者的坚强保障作用,因此也是突发公共卫生事件下关键就医资源需要考虑保障的重点[16]。

(1)不断完善传染病事件防控管理制度。不断完善住院病区疫情防控管理制度、工作流程和应急预案,从护理、门禁、陪护、隔离和消毒等方面使其符合突发公共卫生事件疫情常态化防控工作要求。

(2)加强全员疫情防控培训及应急演练。开展全员培训,确保医护人员具备相应能力。对医护人员进行疫情防控护理管理制度、工作流程、应急预案、安全防护技术等培训和演练,进一步提高医务人员防控意识和能力。

(3)加强患者住院管理。入院前进行评估筛查,所有拟收治入院的患者,门诊、急诊医师均须按医院制定的传染病事件期间患者入院筛查流程执行收治入院工作。对新入院患者进行管理,病房楼宇入口处设门岗或闸机,专人负责识别及进行流行病学调查,对需紧急抢救收治入院但检测结果不明的患者,入院后暂时收治在病区应急隔离病室。对患者住院期间进行管理,住院期间无特殊情况禁止患者病室间相互串门,患者应做到不聚集、不去公共区域走动。通过一系列的措施,确保对入院患者疫情防控措施的落实。

(4)进行陪护管理。传染病事件期间原则上非必要不设陪护,因病情需要确需陪护者,可安排一名固定的陪护人员,但需执行严格的防疫措施。

(5)进行探视管理。传染病事件期间病区实行限时、限人、错时探视制度。鼓励"云"探视,采取远程语音、视频通话等方式进行沟通探视。

(6)设置应急隔离病室管理。设置合理区域作为应急隔离病室。各病区至少设置一间应急隔离病室,设置在人员流动相对较少、通风好、有独立卫生间、紧靠电梯入口处且相对独立的区域。同时,根据疫情防控要求,应急隔离病室储备相应物资。对应急隔离病室进行管理,合理安置应急隔离病室患者,密切注意相关医护人员和其他人员的症状,做好有效防护。

(7)传染病防控闭环管理。若可疑患者检测结果为阳性,第一时间通知医院疫情防控办公室、医务处等，按通知要求立即落实全封闭闭环管理。封闭楼宇出入口；进行病区内各类人员的清点、登记、上报工作，合理安置全封闭病区内各类人员；做好与物资保障部门的沟通联系；了解全封闭病区内各类人员的心理、情绪状态。

5.2.4 关键生活资源的保障机制与思考

在传染病事件的影响下，城市核心功能运转和基本民生保障不仅涉及人民群众的生命安全，也直接影响着社会稳定大局。社交距离和限制出行等政策往往对日常生活的物资流动、供应链运转和个体采购行动产生约束与限制，能否保持疫情防控与基本民生保障的平衡是衡量城市治理能力的重要标准[17]。

1. 关键生活资源保障的分配模式

针对关键生活资源的保障，可以从需求和供给两个维度进行类型划分。需求可分为个体需求和集体需求，为个人和众人的偏好与选择。供给可分为市场分散供应和政府集中供应。因此，可以得到四种关键生活资源分配方式，如表 5-5 所示。

表 5-5 关键生活资源保障的分配模式

		供给维度	
		市场分散供应	政府集中供应
需求维度	个体选择	市场化配置	兜底化配置
	集体选择	社区化配置	统一化配置

第一种是市场化配置模式，特点是个体需求由市场分散供应予以满足。这其实就是日常情境下的资源配置方式。在资源充足、运力充足、节点通畅和居民出行没有限制的前提下，市场供求机制、竞争机制、价格机制决定资源配置，并且可以根据供给和需求的变化，在供给渠道、商品类别和服务上不断精细化和个性化。市场化配置同时包括线上和线下两种方式，个体消费者和商家是主要互动主体，政府则发挥市场监管的作用。

第二种是社区化配置模式，特点是集体需求由市场分散供应予以满足，主要是指以社区和企业为单元的集体性、团体性购买（团购）。与市场化模式相比，物资供应的主要渠道仍为市场，但不同之处在于，由于资源总量不足，节点受限、运力下降和购买行为受限，无法满足个体性、多样化的需求，因而通过团体购买的方式提高资源配置效率。这时，企业的动员能力、社区能人骨干和社区志愿者成为社区化配置有效运转的基本条件和要素。

第三种是统一化配置模式，特点是集体需求由政府集中供应予以满足。在资源总量匮乏、运力不足、节点断裂和居民行动受限的情况下,市场机制基本失灵,个性化选择也受到限制。资源配置面临阻滞和失序,政府不仅需要配置公共资源,还需负责非公共资源的配置。在紧急状态甚至极限状态情况下,个体的偏好和选择受到限制,个体选择转换为集体选择,以社区甚至以城市为单位,集中区域性力量,统一标准、价格、责任等,维持最基本的生活物资保障。

第四种是兜底化配置模式,特点是个体需求由政府集中供应予以满足。这类需求主要是指包括老年人、残疾人、慢性病患者、孕妇等在内的特殊人群在应急状态下的生活和就医需求。社区化配置和统一化配置主要解决基本物资供给问题,但难以覆盖这些特殊群体的特殊需求。这就需要政府、公共部门和社区开通绿色通道进行兜底保障,通过政府统一保供或委托社会组织、医疗机构进行饮食、医疗、照护等特殊配置。

2. 关键生活资源保障的分配模式应用情境和比较分析

关键生活资源保障关乎人民群众的基本生存和发展,突发公共卫生事件下民生资源配置的效率和公平问题更加重要。根据效率标准,以价格机制为核心的市场化配置模式无疑是最高效的。一方面,由于分工明确、专业化程度高、市场供应链能够快速完成"产地对接—物流运输—集散中转—分拣—快递到家"的供应流程,能够在较短时间内满足超大规模城市人群的生活物资需求;另一方面,充分的市场竞争能抑制价格垄断,提供价廉物美的产品,在满足个体偏好的基础上实现社会总体效用的最大化。但由于链条较长、环节过多、行业人员众多,市场供应链也具有明显的脆弱性,特别是在传染病事件中,一旦物流、分拣、快递和销售人员群体中发生疫情传播,供给端人力、运力与相关资源会急剧下降,甚至导致供应链体系内部各类资源的枯竭,需求端与供给端之间的联系就会被阻断。当物资供应减少时,市场价格就会上升,而食物及日用品的弹性系数较低,价格上涨必然直接影响到社会民生。

社区化配置和统一化配置的共同特点是将个体性选择改变为集体性选择,将个体配送升级为集体性配送,只是涉及的尺度和层次不同。这种改变是在市场供应体系严重受损情境下为保障基本民生的一种调整,本质上是暂时限制多元化、个性化的需求满足,通过集约化的需求表达和物资递送来提高应急状态下的资源配置效率,实现基本的底线保障。不同之处在于社区化配置依然是在市场供应链体系上进行的物资配置,所改变的只有供应链后端至消费者这一环节。统一化配置是政府和公共部门通过计划统筹的方式进行普惠性、保底性的物资发放,防止市场主体对有限资源的无序争夺、垄断和其他投机主义行为。

社区化配置和统一化配置也存在风险和不足。例如,"团购"是建立在个人社会网络基础上的市场交易行为,虽然有助于充分调动社会活力,但也会形成资源配置不均衡、年龄鸿沟(如老年人难以参加)、产品质量监管缺失,以及其他道德风险等问题。公共部门的统一化配置有利于解决上述这些问题,但受制于专业化程度不足、层级结构复杂等客观因素,其效率必然不高。另外,这两种配置方式的不足之处包括难以兼顾突发公共卫生事件下的特殊个体的必要需求,如老年人、残疾人、孕妇、急性病患者、长期慢性病患者等的生活和医疗需求。在突发公共卫生事件中,这类需求往往需要由政府和社区进行兜底式、统一性、精准化对接和服务,保障每位城市居民的生命安全。从资源配置的公平性而言,统一化配置与兜底化配置具有比市场化配置和社区化配置更大的公平性优势。

在突发公共卫生事件等重大非常态风险情境下,四种资源分配方式各有其特征、产生条件、基本优势和可能风险,如表5-6所示。任何单一的资源配置方式都不可能完全解决异常情境中的关键生活资源保障问题。从政策角度,必须根据现实情况综合考量,因时就势动态选择多种分配方式的组合,扬长避短、相互配合,保障城市居民的基本生活资源。

表5-6 民生资源配置四种形式的比较

配置方式	特征	条件	优势	风险
市场化配置	• 个体选择、分散供给 • 市场化运作	• 较为稳定的外部环境 • 充足的物资总量 • 完备的运输能力 • 正常运营的终端节点 • 受较少/不受限制的消费者	• 能涵盖不同消费者的各类需求 • 对供求关系反应迅速,资源配置效率高 • 充分竞争,促使产业进步的同时利好消费者	• 相关环节多且相互影响,导致整体抗风险能力差 • 追求效益,忽视对于弱势群体的保障
统一化配置	• 集体选择、集中供给 • 以政府为主导	• 充足的物资总量 • 完备的运输能力 • 政府掌握详细人口数据 • 充裕的资金和人员储备 • 有强力部门牵头指挥	• 实现了资源配置公平 • 有助于稳定市民情绪	• 成本消耗巨大 • 人口数据收集困难 • 有权力寻租空间 • 无法满足居民的紧急特殊需求
社区化配置	• 集体选择、分散供给 • 市场原则仍发挥作用	• 充足的物资总量 • 完备的运输能力 • 完善的信息汇总机制 • 能力较强的领头人 • 及时的社区内部配送	• 具有一定的抗风险能力 • 能有效节省运力	• 资源配置的公平性问题 • 商品质量难以保证、售后困难 • 无法满足居民的紧急特殊需求
兜底化配置	• 个体选择、集中供给 • 政府、市场、社会共同参与	• 充足的物资储备 • 及时的反馈渠道 • 迅速的运输系统 • 充分的事前准备	• 有效保障每一位市民的生命安全 • 及时化解风险,减轻医疗系统压力	• 服务人员不足 • 存在滥用、不正当使用特殊性分配的情况 • 可能的道德困境

5.2.5 关键保障资源的保障机制与思考

保障资源是城市运行的生命线。面对重大突发公共卫生事件，应把人民生命安全和身体健康放在第一位，确保城市运行保障资源至关重要，同时也对国家繁荣发展、人民生活改善、社会长治久安至关重要。作为保障供应的责任主体，生命线企业要多措并举，做到防控保供"两手抓、两不误"，确保城市运行供水、供电、供气、供燃，对城市居民和企业生产产生较小的影响[18]。

1. 对内科学实施自我管理

（1）施行封闭式管理，降低突发公共卫生事件对企业生产经营工作的影响。

保障企业应快速响应，封闭相关场所，滚动完善调度运行值班方案。例如，可以制定周密的封闭值班措施，减少交接频次，确保保障人员通勤时间全程对外无接触，实行"驻点办公，驻点隔离"模式，不断优化调整运行值班模式，做到坚守岗位，全力保安全、保供应。在传染病事件不同阶段，可采取分类分区管理措施，避免因一线生产人员集中而造成传染病感染事件发生，确保保障资源的生产安全稳定有序。

（2）做好资源储备，确保供应储备合理充裕。

保障企业应根据国家要求、结合地方需求，采取有力措施，确保资源储备处于适度充裕水平。电力企业做好电力电量平衡，加强资源灵活调度，合理安排运行方式；燃气企业根据管道气和天然气消费情况，科学合理安排进口计划，保障液态储备处于合理区间；供水公司从水源、消毒、生产废水应急排放口等方面补齐应急保供短板。

（3）运用数字化手段精准施策、科学预判。

保障过程中的大数据既有助于政府和企业掌握城市居民用水、用电、用气等基本情况，便于企业调整防控措施和生产安排；同时也便于企业掌握社会整体复工复产情况，为科学安排电力调度提供决策参考，通过数据深入分析研判，协助企业有效解决复工复产中各类难题，有助于进一步精准施策。

（4）确保重大工程建设有序推进，全力克服疫情对工程的影响。

重大工程的疫情防控工作需要从资源投入、物资供应、施工组织和停电协调等多方面细化措施，加强人员培训和警示教育，确保各项安全措施从严从细落实到位且行之有效，同时强化风险分级管控，严格落实值班值守制度，持续保持安全生产良好态势。

2. 对外完善保障供能服务

（1）确保用户用能万无一失，满足不间断供应需求。

针对城市医疗机构、集中隔离点、转运枢纽和物资生产企业等疫情防控相关重要用户，协助指导用户开展设备巡视检测、排查安全隐患。针对供电、供水、供气异常情况，协调相关部门开辟绿色通道，保障运维人员及时抵达用户方开展抢修工作。

（2）高效线上线下服务，坚持为民服务、保障民生不放松。

推出适当的便民措施，针对老旧小区"空巢"老人等特殊群体，组织开展摸排，建立专门档案，定期走访检查。依托微信公众号等渠道，全面推行线上"无接触"服务，实现线上业务办理全覆盖，积极推广电子账单、智能缴费。同时，全面落实营业网点环境消毒和防疫措施。对受疫情影响、交费有困难的居民用户实施欠费不停能、减免违约金等措施。

（3）降低用能保障价格，使居民放心。

政府相关部门协调落实惠企政策，积极与企业用户对接，下调防疫保障企业用水、用电、用气价格，实行欠费不停供、不收违约金，主动下调受疫情影响较大的餐饮酒店等行业、企业和个体工商户用能价格，延长居民账单期限，欠费免收违约金。

（4）快速响应防疫项目新增用能需求，做好接入工作。

全力保障采样点、检测实验室和临时隔离点等的供电、供水。保障企业滚动排摸物资供应商库存、产能及运力资源，打通多方供应渠道，确保各防疫单位、医疗机构及广大城市居民生产生活的用电、用水、用气正常。

（5）组建人力物力等应急力量，确保随时用得上。

组建专业的应急抢修队伍，确保应急抢修等工作到位。做好突发停电、停水、停气事件快速处置准备。

3. 关键保障资源的保障思考

突发公共卫生事件对经济社会运行造成冲击，为保障资源带来不确定风险，保障企业稳定供应面临多重困难挑战，需要沉着应对、强化担当，对内科学自我管理、对外完善供能服务。

（1）"保"。保障供应和需求的基本盘，确保设施运维安全，确保资源储备合理充裕，确保民生和企业基本用能不松懈，确保重大工程有序建设，确保防疫单位和医疗企业能源可靠供应。

（2）"快"。为防控争取时间，抓紧完善修订各类应急预案，确保应急预案精准、务实、管用；加强应急演练，确保紧急情况下能够迅速准确开展应急处置；极速响应新增需求，为防控项目用户开辟绿色通道。

（3）"准"。运用数字化手段夯实预判和决策依据。

（4）"减"。保障企业通过阶段性降低气价、电价、水价或减免违约金等方式助力小微企业减小运营成本；适当减少居民报修、抢修的前期步骤，高效服务、便民利民。

5.3 支撑城市运行：关键生产保障

从供应链角度出发，重大突发公共卫生事件下生产保障主要包括物流保障、生产保障和人员保障。同时，不同生产保障的需求随着突发公共卫生事件的发展阶段发生变化。

5.3.1 关键生产保障的供应链系统

突发公共卫生事件如果周期较长，影响范围大，必然对企业生产的供应链系统造成影响。一方面，融入全球产业链的多数行业及其供应链体系可能面临较大风险，其中最为关键的机电产品、汽车、服装、纺织和化工行业受到的冲击最大；另一方面，中国在国际贸易中受到全球竞争的影响，供应链的发展存在极强的不确定性，一旦工业生产和农业生产的供应链体系遭到系统破坏，经济秩序和社会秩序将面临更严峻的考验。

因此，针对周期较长的传染病事件物流供应链体系建设，可以从近期和远期两个阶段衔接，从常态、应急和战时三个体系融合，从组织、资金、物资、信息、技术和机制六个维度集成构建[19]。

1. 供应链系统面临的挑战

从组织上看，主要体现为政策之间相互违背、不相统一，一方面政府综合管理体系要求企业复工复产，另一方面则要求各种审核，特别是不同城市、不同行政区域之间相互防范，造成员工难以到岗。从资本上看，如果隔离政策实施时间较长，将有大批中小微企业因现金流断裂而破产。这些企业所涵盖的原材料、供应商、设备、物流保障和销售渠道绝大多数是中断或断裂的。从信息和技术上看，离开实体生产供应链的信息化平台和先进技术/装备发挥的作用极其有限。从机制上看，被隔离员工、特殊通行证、规模货源和防疫装备等都可能导致企业难以复工复产。

2. 供应链系统掌握的资源

（1）中国所拥有的经济基础。中国具有完全放开并经过全球性市场竞争考验的产业，定位在流通渠道；强大的制造业以超高速度跨界投产于低端医用技术产品，在极短时间内具备了足够的产能，定位在生产端；传统消费的巨大惯性依然让生产端、流通渠道具有规模化的低成本控制能力，定位在消费端。

（2）自上而下庞大的党政军协金字塔形组织体系和自下而上更为庞大且自组织的民众、个人慈善机构和商业团体。前者对国家资源有着法律上授权的调动和动员能力；后者体察民情和需求，根植于全球市场，包括投资商、电商与个人慈善机构以及可利用的全球采购、商业物流系统。

（3）广泛普及和可商用的互联网与信息平台。得益于中国拥有的世界级消费市场、风险投资和互联网企业，以及世界级的软硬件信息平台，大数据、云计算、物联网、人工智能和机器人具有应用场景。

（4）持续而强力的国家财政收入使得政府有能力为疫情防控和复工复产提供强力的金融支持。持续而稳健的国家财政收入使得政府有能力在疫情防控的关键时刻，为一线医护人员提供充足的物资保障，确保疫情防控工作的顺利进行。同时，面对疫情给经济社会带来的冲击，政府也能迅速行动，为企业的复工复产提供必要的金融支持，推动经济的快速恢复和发展。

（5）军队后勤保障体系完备，可相应作为应急物流的重要补充。军队后勤保障体系作为国家安全体系的重要组成部分，一直以来都保持着高度的完备性和专业性。在疫情形势下，凭借其强大的组织协调能力、高效的物资调配机制和丰富的应急管理经验，可成为应急物流的重要补充力量，不仅能够有效缓解应急物流的压力，还能够提高应急响应的速度和效率，为疫情防控和救援工作提供有力保障。

5.3.2 关键生产保障供应链体系构建

传染病事件从起始至恢复结束的时期，对于重点疫区以应急物流供应链为主，强调应急防疫保障；对于非重点疫区以常态物流供应链为主，强调复工复产保障。同时受到传染病事件的制约，需要同时构建应急物流和常态物流供应链体系。

重点疫区以疫情防控资源的应急物流保障为主，以生活必需品的应急物流保障为辅。非重点疫区以生产资源的常态物流保障为主，以疫情防控资源的应急物流保障为辅。在重点疫区的应急物流中，传染病事件发展的不确定性和确诊人群及疑似人群数量及分布的不确定性，导致需求物资的高度不确定且分级分类特征鲜明，不同人群对于疫情防控物资的需求是不同的，而对于生活必需品，则可能多数是相同的。

不确定性是供应链最大的隐患因素，需求波动导致供应链在各个环节将误差放大，而应急供应链则需要通过将不确定性的需求划分为稳定的需求和变动的需求，形成互相补充的供应链。同时，应急物流还包括干线物流、配送物流。重点疫区的核心政策是进行社交物理隔离，导致大多数干线物流供应链中断，而配送物流更需要减少人员间的直接接触，以减少物流各环节接触次数、接触时间和接触范围，因此"无接触配送""无接触物流"和"无接触供应链"必然成为物流新模式。

在干线运输方面，应以自成体系、相对封闭的铁路运输和航空运输为主，公路运输则在隔离区域内进行仓储和配送，实现多式联运。公路运输由于响应快、服务灵活、成本低廉和"门到门"服务，在干线物流中处于绝对优势；而在传染病事件时期，干线物流可以通过甩挂运输方式实现，即在城际间设立甩挂交接停车场，减少异地司机跨越隔离区域边界。

在配送物流方面，则需要尽可能利用多式联运、自动化分拣、自动化立体仓库、无人机、无人车、物流机器人和无人仓库等先进模式、先进技术和先进装备实现"无接触配送"，特别是利用共享仓库、共享配送点和共享智能快递柜等。

非重点疫区应关注生产物流供应链的保障，但不同疫区、不同城市、不同社区乃至不同小区/村庄应实施不同的政策。

当传染病事件处于恢复阶段又存在强不确定性的情况时，由于管理惯性，仍可能出现不同程度运输路线受阻、物流员工被动隔离等现象，从而使得生产供应链不同环节断链。生产物流供应链保障所面临的困难超过了应急物流供应链。

1. 应急供应链体系构建

在组织上，应明确党政军协是主要角色，市场、联盟和志愿者是辅助角色。擅长在相对固定模式下按部就班的党政军协组织体系应为满足固定需求的物流供应链提供组织保障，统筹指挥和合理利用军队后勤保障体系、已有国家应急/储备物流体系和地方商用物流体系。而商业企业联盟组织、头部企业和志愿者团队负责满足变动需求的物流供应链，查漏补缺，及时响应。双方在信息和物资上互通互连，互通有无，确保物流供应链的及时性和覆盖能力。

在资金上，要确保除军队保障体系之外的服务企业，特别是中小微民营物流企业的现金流，或者及时给予财政补贴、税收补偿或者定向支持。

在物资上，提供给物流企业及其上下游供应链体系运营的必需品保障，如防控装备或物品等。

在信息上，尽可能利用一切技术手段提升需求数据的真实准确度，并在保密原则下实现信息/数据的及时、充分的保护性共享和有针对性地公开披露，减少恐慌性的必要物资囤积，同时利用信息共享减少信息失真、信息扭曲，使得应急供应链尽可能少地因为需求与供给的不确定性造成"牛鞭效应"，如合理利用国家信息中心数据平台有效对接广泛用于商业社会的阿里大数据、腾讯大数据、华为云和百度云等数据平台。

在技术应用上，尽快将成熟的相关产品应用到应急供应链相关场景中，在应急供应链各环节的供需精准对接、无接触式移动支付、电子仓单、电子回单、全程监控和全程溯源等服务上给予有效支撑。

在机制上，既要发挥党政军协的"政策之手"，保证预测准确且确保应急物流供应链保障能力；又要充分发挥市场的"无形之手"，对特征各异的差异化需求作出及时有效的反馈和保障。

2. 常态供应链体系构建

在组织上，应强调企业在市场中的主体地位，发挥物流企业在资源匮乏、政策约束和上下游均未完全复工复产的恶劣市场条件下的管理能力和自助能力。

在资金上，中小微物流企业面临的最大问题是现金流严重不足，因此应在政策上给予引流，在税收上给予更多豁免，确保政策红利可以留在物流企业。鼓励成立以核心企业为主体、基于商贸合同的供应链金融平台，在以供应链金融为核心的产业链生态构造上给予财政或税收支持。

在信息上，物流企业应主动与供应链上下游企业构成暂时或长期的命运共同体或产业链联盟，减少因信息不实、不畅造成的物流成本提升和库存浪费，实现供需精准对接。

在技术上，大力推进集装箱多式联运和大宗散货的多式联运模式，并引入车辆、员工、耗材和货物的精细化管理平台。

在机制上，充分发挥国企、央企的支柱作用，利用铁路网络的标准化、全天候、大运量、网络化和长距离优势，在国家政策红利和金融支持的引导下，利用"接取送达"优势与以民企为主的公路货运企业结成联合服务机制，实现"门到门"服务，保障生产供应链服务。

3. 关键生产保障的远期供应链体系构建

当城市面临极端事件的挑战时，关键生产保障的供应链体系离不开商业、民营企业的参与，需要政府、市场各司其职，共同参与。

未来，随着全球气候变暖、冰川融化、海平面上涨、极端气候频至，地质灾害、气象灾害、海洋灾害和生物灾害等自然灾害与传染病事件会越来越多，直接影响国家公共安全，也会导致供应链风险。因此，面向未来需要做好各种应急预案，尽快构建和完善国家安全体系、国家应急管理体系、国家公共卫生应急管理体系、防控救治体系、应急物资采购供应体系、应急物资保障体系。

特别要关注到长周期传染病事件供应链供需能力的动态性，把握重大灾难发生初期，自救、互助和商业团体的作用不容忽视，应充分发挥民众团体、商业团体乃至个体慈善机构的作用，加强多方融合治理，军民融合、政商融合，保障城市有序运行。可在远期形成和优化新的流程和新的供应链体系，软硬件的技术、装备和平台得以完善和成熟，新物流体系可以在远期成为新常态。

参考文献

[1] 张彪,郭亮,闫丽莎.基于人群行为需求的疫情应对策略初探[C]//中国城市规划学会,成都市人民政府.面向高质量发展的空间治理——2020中国城市规划年会论文集(01城市安全与防灾规划),2021:669-678.

[2] 肖秘苏,朱雯晴,黄晓燕,等.特大型城市应急医疗物资保障体系建设的实践与思考[J].职业卫生与应急救援,2023,41(2):211-214.

[3] 吴正煜,张骁,申晓亮,等.基于公共卫生突发事件的医疗物资应急保障模式研究[J].医疗卫生装备,2021,42(9):55-59+63.

[4] 张波,高晓丽,梅霓,等.口岸突发公共卫生事件应急物资分级储备模型研究[J].中国国境卫生检疫杂志,2020,43(2):132-136.

[5] 张潘,黄笛,陈驰昂,等.公共卫生事件下某院接受社会捐赠的问题[J].解放军医院管理杂志,2021,28(5):411-413.

[6] 林建海.医院卫生勤杂人员医院感染防护管理存在的问题[J].中国消毒学杂志,2011,28(5):655-656.

[7] 陈慧斯,李卉,李晶华,等.吉林省县级医疗机构、社区卫生服务中心及乡镇卫生院医院感染管理人力资源现状调查[J].中华医院感染学杂志,2017,27(18):4307-4311.

[8] 黄慧敏,张皖瑜,尹湘毅,等.医院感染控制工作中医护人员的慎独修养与培养体会[J].中国误诊学杂志,2011,11(18):4407-4408.

[9] 中华人民共和国国家卫生健康委员会医政医管局国家卫生健康委办公厅关于进一步加强医疗机构感染预防与控制工作的通知[R].国卫办医函[2019]480号.

[10] 施莺莺,钟旭,刘嘉琳,等.新型冠状病毒疫情相关防疫工作人员感染防控实践调查分析及对策[J].诊断学理论与实践,2022,21(2):178-183.

[11] 徐彩娟,金静芬,宋剑平,等.综合性医院非隔离区域新型冠状病毒肺炎疫情防控的精细化管理[J].中华护理杂志,2020,55(3):351-354.

[12] 路小娟,陈珏,王钰,等.新型冠状病毒肺炎疫情期间综合医院门诊管理及应对策略[J].海军医学杂志,2022,43(9):910-912.

[13] 邵倩,邓润智,赵珺.门诊号源统筹管理在应对新冠肺炎疫情中的实践[J].江苏卫生事业管理,2021,32(10):1346-1348.

[14] 容榕,李礼安,王禹尧,等.互联网医院建设实践与思考[J].现代医院,2022,22(4):622-625.

[15] 丁昉,张寒,锁涛,等.疫情期间非定点医院急诊管理的实践与思考[J].中国卫生资源,2022,25(5):547-551+559.

[16] 孙晓敏,林妍,许方蕾.新冠肺炎疫情防控常态化背景下普通病房护理管理策略[J].外科研究与新技术,2022,11(1):69-72.

[17] 容志,陈志宇.构建应对重大突发风险的城市韧性民生保障机制[J].理论与改革,2022(3):95-109.

[18] 寇书萌.能源企业应对疫情的举措和经验借鉴[J].上海节能,2023(1):35-39.

[19] 刘大成.重大疫情下,物流供应链体系如何构建?[EB/OL].物流指闻,[2022-02-22](2023-06-12).https://www.sohu.com/a/374993698_343156.

第 6 章
公共卫生事件挑战下的基层治理

党的十九届四中全会审议通过的《中共中央关于坚持和完善中国特色社会主义制度、推进国家治理体系和治理能力现代化若干重大问题的决定》中指出，推动社会治理和服务重心向基层下移，把更多资源下沉到基层，更好提供精准化、精细化服务[1]。基层社会治理是国家治理的基础，涵盖党建、行政、服务，是政府与民众互动的桥梁，也是多元主体协同治理的重要平台。基层治理既能前置化解社会风险，直接解决民生问题，从而增强人民群众的幸福感与获得感，还对推进国家治理体系和治理能力现代化至关重要。

6.1 突发公共卫生事件冲击下城市基层治理背景和意义

基层治理是国家治理的基石。2021 年 2 月，习近平总书记在贵州省贵阳市观山湖区金元社区考察调研时指出："基层强则国家强，基层安则天下安，必须抓好基层治理现代化这项基础性工作。"基层治理强调党的领导与政府、社会治理的结合，重视城乡基础设施与社区建设，增强服务功能，促进政府、社会与居民间的良性互动。党的十九大报告明确指出"打造共建共治共享的社会治理格局"，"加强社区治理体系建设，推动社会治理重心向基层下移"[2]。2017 年 6 月，《中共中央 国务院关于加强和完善城乡社区治理的意见》[3]发布，是贯彻落实以习近平同志为核心的党中央决策部署的重要举措，是完善我国社会治理体制和治理格局的重要举措，是将党的路线方针政策落实到"最后一公里",提升社区居民幸福感和获得感的重要措施。2021年4月,《中共中央 国务院关于加强基层治理体系和治理能力现代化建设的意见》[4]聚焦"人人参与、尽责、共享"的基层治理利益共同体,系统性地发挥了基层党组织、政府、自治组织及社会力量的作用,强化党的领导,促进党的领导、人民当家作主与依法治理的统一,提升治理的社会化、法治化、智能化、专业化水平,增强民众幸福感与安全感,推动新时代社区基层治理多元化,具有重大的指导意义。2021年11月,《中共中央关于党的百年奋斗重大成就和历史经验的决议》[5]强调"持续完善基层社会治理体系,构建自治、法治、德治'三治结合'的基层治理框架,下移治理重心至基层,打造共建共治共享的社会治理格局,形成人人参与、尽责、享有的社会治理多元利益共同体"。

在应对突发公共卫生事件方面,基层社区的重要意义同样不可忽视。2020年1月,国家卫生健康委发布了加强疫情联防联控的工作通知[6],进一步强调了社区是实施网格化管理的基础,是传染病防控的第一道防线,落实"五早"综合防控措施,即做到"早发现、早报告、早隔离、早诊断、早治疗",必将有效地控制疫情的扩散和进一步蔓延。在疫情防控关键时期,须全力发挥基层社区动员力量,实施地毯式无死角追踪与网格化管理,确保防控措施直达到人、到户。通过群防群控、稳防稳控,有效实现防输入、防蔓延、防输出的"三防"效果。2020年2月,习近平总书记强调,"基层是联防联控、群防群治的第一线,也是复工复产的第一线,是确保各项措施落实到位的关键所在。基层党组织和基层干部要广泛动员群众、组织群众、凝聚群众,全面落实联防联控措施,构筑群防群治的严密防线"。[7]通过基层社会组织,紧密依靠人民群众,把防控力量与资源下沉到社区,把传染病事件的防守关口前移至社区,指导社区科学有序地开展传染病事件的防控工作,及早发现病例,尽快遏制疫情扩散和蔓延,尽力快速构建应对传染病事件的联防联控工作机制。2022年6月,习近平总书记来到湖北省武汉市东湖高新区左岭街道智苑社区考察,了解基层突发公共卫生事件联防联控机制运行情况,充分肯定社区在应对疫情斗争中发挥的重要作用,强调要完善社区常态化防控措施,发现疫情后一定要果断,不能迟疑,采取科学严格的管控措施,提高科学防控、精准防控水平,坚决守住社区这道防线。

城市基层治理可以协助政府和卫生部门做好传染病、食物中毒等各类突发公共卫生事件的监测、防范和处置工作,同时也可以对社会秩序进行管控,避免扩散。因此,城市基层治理在应对突发公共卫生事件中具有重要的意义。

一是提高突发公共卫生事件应急响应能力。城市基层社区可以通过社区网格化管理、志愿者服务等方式,及时了解和掌握突发公共卫生事件信息,并及时向上级政府汇报和协调相关工作。同时，基层可以就地就近组织志愿者开展宣传教育、排查隐患、消毒清洁等工作，有效控制病毒的传播，并及时形成针对性的突发公共卫生事件应对方案。

二是城市安全稳定的坚强堡垒。基层社区在了解群众困难和需求的同时，应积极宣传防护知识和政策，协助解决防控中遇到的问题，确保防控措施的具体实施和落实。基层不仅是联防联控的第一线，更是外防输入、内防扩散的关键防线。只有把好基层的"关卡"，守牢防线，才能确保疫情防控大局和城市安全稳定大局的稳固。因此，应不断夯实基层基础工作，筑牢基层堡垒。

三是人民群众与政府之间桥梁和纽带。在突发公共卫生事件中，基层治理是国家治理的"最后一公里"，也是群众获得感知公共服务效能"温度"的"神经末梢"，基层治理可以成为政府与民众之间的桥梁和纽带，加强双方之间的沟通和信任，通过及时向民众传递信息、解疑答惑以及开展保医保供等服务，增强民众对政府的信赖度，维护社会稳定和谐。

总之，突发公共卫生事件凸显城市基层治理的重要性，需结合多元共治和现代城市应急管理理念，确立基层治理的重要位置，激活机制，增强末梢治理能力，实现治理与联防联控的无缝切换。因此，未来应持续强化基层治理，特别是村社层面的治理，提升组织力与服务水平。

6.2 突发公共卫生事件冲击下城市基层治理体系分析

突发公共卫生事件冲击下的基层治理体系是指国家在面对突发公共卫生事件这一类危机进行治理的系统演化过程中，所形成的多层次的复杂社会结构体系，并通过危机管理理论、风险管理理论、应急管理理论以及系统科学理论等理论研究，明确应对突发公共卫生事件的基层治理需求及治理范围。突发公共卫生事件冲击下的城市基层治理体系以"保障社区居民生命安全和身体健康，防止突发公共卫生疾病传播和维护社会稳定"为治理目标。

6.2.1 基层治理理论分析

1. 危机管理理论

危机演化有着完整的全生命周期的发展过程：从出现、成长、成熟再到危机消亡，不同阶段有着不同的特征。美国危机管理研究学者罗伯特·希斯（Robert Heath）认为，有效应对危机，需要加强危机事前、事中和事后全过程的管理，并且提出危机管理的 4R 模式,即缩减力(reduction)、预备力(readiness)、反应力(response)、恢复力(recovery)四个维度,建构起 4R 危机管理的范畴[8]。 作为一种危机管理方法,4R 危机管理可以应用于社区突发公共卫生事件防控中。 具体来说,这种方法包括四个步骤:识别、反应、恢复和改进。 在社区突发公共卫生事件防控中,可以根据这四个步骤来实施以下措施。

一是识别。 识别阶段在应对突发公共卫生事件中具有核心地位,通过风险认知、监测预警、信息交流与国际合作,以及科研机构的协同预测与防控策略优化,旨在提前感知风险、及时预警并采取预防措施,将突发公共卫生事件对社会和居民健康的影响最小化。

二是反应。 反应阶段是应对突发公共卫生事件最关键的阶段,需迅速启动应急响应,按预案行动,确保信息畅通、医疗备战、政府协作,并强化公众沟通与社会资源调动。 高效运作需依托充分准备与灵活策略,整合力量遏制不良影响,维护社会稳定。

三是恢复。 恢复阶段旨在全面评估影响、明确恢复目标、推动受影响群体回归正常生活,并总结应对危机的经验、完善应急机制,以提升未来应对能力。 通过修复设施、提供心理与健康支持、推动经济复苏与社会保障,以及优化应急管理机制,为应对未来挑战奠定基础。

四是改进。 改进阶段旨在通过深入细致的复盘分析,精准识别各阶段存在的不足与疏漏,提出针对性的改进建议,避免未来重复错误。 同时,提炼固化成功经验,完善预案,提升社会应对能力,增进社会共识,促进社会和谐稳定。

危机管理理论涵盖识别、反应、恢复与改进四个紧密相连的阶段,构成了完整的应对危机的路径。 识别阶段感知风险,提前预警;反应阶段迅速响应,遏制不良影响;恢复阶段全面评估,推动恢复;改进阶段复盘分析,完善应对能力。 四个阶段协同作用,可以有效应对公共卫生挑战,维护社会稳定与公众健康。

2. 风险管理理论

风险管理理论是指为了降低与不确定性情境相关的潜在损失而采取的一系列策略和方法。 它广泛应用于金融、企业管理和项目管理等,旨在通过分析和预测风险,制定相关策略和措施,以保护组织或个人的财产和利益。 而基层社区风险管理理论是一个专注于基层社区层面风险管理的理论框架。 它借鉴了风险管理理论的基本原则和方法,并结合基层社区的特点和实际情况,提出了一系列适用于基层社区的风险管理措施和策略。

一是风险识别和评估。 在基层社区突发公共卫生事件防控的初期阶段,需要对风险进行识别和评估。这需要建立风险评估机制,对社区内的人员、物品和环境进行全面排查,确定潜在风险。同时,需要对突发公共卫生事件的病毒传播途径、病毒传染性等进行科学评估,制定相应的防控措施。

二是风险控制和管理。在基层社区突发公共卫生事件防控的中期阶段,需要采取有效的风险控制和管理措施。这包括加强社区内人员的健康监测和管理,对密切接触者进行隔离观察等。同时,需要采取严格的防护措施,包括佩戴口罩、勤洗手等,以减少突发公共卫生事件传播。

三是风险应对和处置。在基层社区突发公共卫生事件防控的后期阶段,需要根据实际情况制定应对和处置方案,采取相应的措施。这包括对确诊患者进行隔离治疗,对密切接触者进行追踪和排查等。同时,需要及时公开信息,加强宣传教育,提高公众的风险意识和应对能力。

总之,社区突发公共卫生事件处置可以全面运用风险管理理论,建立科学风险评估机制,采取严格的防护措施和管理措施,制定应对方案,加强宣传教育,提升公众风险意识和应对能力,以有效控制疫情传播,保障公众健康与生命安全。

3. 应急管理理论

基层治理作为社会治理的基石,其目标是实现社区的和谐稳定。而应急管理则专注于对突发事件的快速响应和有效处置。将二者相结合,可以使基层社区在预防和应对风险方面更具针对性和实效性,从而保障居民的生命财产安全。应急管理理论中的应急管理包括四个阶段:预防、准备、响应和恢复。

一是预防阶段。根据以防为主、预防与应急相结合的原则,全面系统地开展风险防控工作。这包括科学评估各类风险,排查治理隐患,制定实用预案,加强应急知识教育培训,以及完善法治建设。通过这些举措,旨在精准识别风险源,量化风险等级,消除安全隐患,提升快速反应和处置能力,增强全社会防范意识和自救互救能力,确保应急管理工作的法治化、规范化运行。

二是准备阶段。通过全方位系统化布局,包括预案编制、应急物资资源调配、应急救援队伍建设、信息平台建设、宣传教育及法律法规完善,旨在提升社会对突发公共卫生事件的应对能力。通过周密的预备工作,确保在突发事件发生时能够迅速、有效地进行处置,保障人民群众的生命财产安全和社会的稳定。确保迅速有效处置,保障人民生命财产安全与社会稳定。

三是响应阶段。在这个阶段,需要迅速采取措施控制突发公共卫生事件的扩散。涉及启动应急响应机制、现场指挥与协调、应急救援行动、信息报送与发布以及资源调配与保障等多个方面。该阶段的核心在于迅速、有序、高效地采取应急行动,通过精准指挥、协同救援、及时公开信息和调配资源，有效控制和减轻突发事件损失，确保社会稳定和人民生命财产安全。

四是恢复阶段。此阶段着重于秩序重建、功能恢复、损失评估与经验总结。旨在解除紧急状态，恢复正常社会生活秩序，提供心理与生活援助，开展环境清理与卫生防疫，全面统计与评估损失，深入总结经验教训并改进机制，同时注重建立长效机制以应对未来挑战。通过这一系列工作，恢复阶段为恢复正常社会秩序，以及为未来危机应对奠定坚实基础。

总之，应急管理理论可以为社区突发公共卫生事件处置提供有力支持。在不同阶段的应用中，需要注重协调配合、科学决策、信息共享等方面的工作，以确保社区突发公共卫生事件防控工作取得圆满成功。

4. 系统科学理论

系统科学理论研究系统的关系和属性，揭示活动规律，以整体性、关联性和动态性指导基层防控从全局视角制定科学、有效的策略。

一是建立基层社区突发公共卫生事件的应对模型。通过对基层社区突发公共卫生事件的各个因素进行系统性分析和建模，可以更加全面地了解社区突发公共卫生事件的演变规律和影响因素。基于模型的分析，可以制定出更加科学、有针对性的防控措施，从而提高社区突发公共卫生事件防控的效果。

二是优化基层社区突发公共卫生事件的资源模型。基层社区应对公共卫生事件防控时，通常面临资源分配挑战，其关键在于合理配置物资、人力与财力资源，以确保防控工作有效进行。通过系统分析和建模，可以找到资源配置的最优方案，从而提高资源利用效率，降低防控成本。

三是建立基层社区突发公共卫生事件处置的评估体系。基层社区需对公共卫生处置效果持续评估调整，构建全面评估体系以识别问题，优化策略，确保处置策略的可持续性，通过评估体系的运行，及时发现现存问题，并采取相应的改进措施。

总之，系统科学理论助力社区突发公共卫生事件处置，通过建模分析、优化资源配置和建立评估体系，提升防控效果，确保防控工作有效及效果可持续，为社区防控提供有力理论支持和实践指导。

6.2.2 基层治理目标分析

人民至上、生命至上，是中国共产党执政为民理念的最好诠释。党的十八大以来，"两个至上"日益成为全党全社会的高度共识，成为开展各项具体工作的行动指引[9-10]。始终坚持"两个至上",将这种理念融入城市基层社区治理实践之中,成为一种牢不可破的理念。在应对重大突发公共卫生事件时,保障社区居民的生命安全与健康、阻断事件扩散、维护社会稳定成为城市基层社区治理的首要任务。需采取强化社区管理、严密监测事件态势、加强宣传教育及医疗救治体系建设等措施,并动员全社会进行共同努力,保障人民健康。

6.2.3 基层治理需求分析

1. 保障社区居民生命安全和身体健康的需求

突发公共卫生事件具有多种特性,难以预测和及时识别,且易迅速扩散并具隐蔽性,处理不当可能导致严重后果。生命安全和身体健康是城市社区人民的基本需求,满足这些需求是各级政府的责任,对基层管理部门来说更是核心责任。因此,对突发公共卫生事件的需求分析至关重要。其核心需求如下。

一是医疗和防护物资需求。基层社区作为防控核心,面临医疗与防护物资需求的急剧增长与多样化挑战。基础医疗设备和耗材、简易诊断设备需求激增,常规药品储备亦是关键。同时,家庭护理包、远程医疗及心理咨询服务需求上升。因此,建立稳定且充足的医疗与防护物资供应链成为基层社区防控的迫切任务,确保防控有效与居民健康安全。

二是老弱人群就医需求。基层社区应重点保障老弱人群就医通道的畅通。针对老年人及体弱多病居民的高感染风险与紧急就医需求,应设就医绿色通道,简化流程,优先安排服务;提供上门医疗与在线咨询服务,减少外出风险;加强与医疗机构、养老机构的信息互通与协作,确保应急预案迅速启动。这些举措对于维护公共卫生安全与社区和谐稳定至关重要。

三是保障居民基本生活需求。为确保居民基本生活物资的充足供应,首先需建立高效的应急物资储备和配送机制,涵盖食品、饮用水和日用品等关键物资,以确保在隔离期间居民的基本生活需求不受影响。其次,基层社区需针对独居老人、残疾人、低收入家庭等特殊群体,采取针对性的生活帮扶措施,如实施免费或优惠的生活物资配送,并安排专人进行关怀照料。

四是心理疏导服务需求。突发任何类型的公共卫生事件都会给居民带来很大的心理压力,社区需要为居民提供心理支持,疏导负面情绪。社区居民普遍面临恐慌、焦虑等负面情绪,特殊群体尤甚,因此,基层社区应建立心理援助机制,提供线上线下咨询,普及心理健康知识,充分利用社区临近资源,促进邻里间的相互帮助与支持,携手共建心理健康环境,共同强化基层社区的适应力与恢复力。

2. 防止突发公共卫生事件传播和维护社会稳定的需求

在各类突发公共卫生事件中,传染病事件对社会稳定的影响较大。在传染病事件初期,基层社区居民防护意识往往不足;暴发期则因隔离措施扰乱生活秩序,引发恐慌和焦虑。因此,基层社区在保障居民生命安全和健康的同时,还需防止疫情传播和维护社会稳定,具体包括提升防护意识、缓解恐慌情绪等。具体需求分析如下。

一是传染病事件防控措施。基层社区需实施体温检测、消毒、疫情排查及防疫知识宣传等防控举措,以遏制疫情在社区的传播。

二是传染病事件信息管理。基层社区应强化突发公共卫生事件信息管理,包括数据收集、统计、上报,确保信息畅通,为迅速采取防控措施提供支撑。

三是社会稳定保障措施。社区需要维护社会稳定,包括提供心理支持、解决居民纠纷、确保社会安全等,以避免突发公共卫生事件引发社会动荡。

四是联防联控。社区需要加强与政府、医疗机构等部门的联防联控,形成突发公共卫生事件防控的合力,共同应对突发公共卫生事件。

总之,基层社区应能有效防控突发公共卫生事件,维护社会稳定,通过防控措施、信息管理、社会稳定保障及联防联控,增强社区凝聚力和归属感,共同抵御突发公共卫生事件的冲击。

6.2.4 基层治理范围分析

在突发公共卫生事件应急管理领域,主要由《传染病防治法》《突发事件应对法》《突发公共卫生事件应急条例》等法律规范,对行政机关的主要职责进行规定,各地根据国务院《突发公共卫生事件应急条例》并结合本地实际情况制定实施细则[12-13],其主要范围包括以下方面。

一要加强对突发公共卫生事件的监测和预警。基层社区需完善监测预警机制,及时应对突发公共卫生事件,并加强健康监测与防疫宣传,提升居民防护能力。

二要加强突发公共卫生事件的处置和控制。一旦发现突发公共卫生事件,应立即启动应急预案,组织专业人员进行处置和控制。在突发公共卫生事件防控过程中,应追踪隔离密接者,并及时对疑似病例进行排查和诊断,确保病例得到及时治疗和隔离。

三要加强社区公共卫生设施建设和管理。社区卫生设施是防控基石,增设洗手设施、提供卫生用品可降低病毒传播风险。加强管理与维护,确保设施正常运行和卫生达标,推行智能化管理以提高效率。加强社区公共卫生设施建设不仅能应对突发公共卫生事件,还能提升居民生活质量,促进社区健康可持续发展与增强应急应对能力。

四要加强社区居民自我防护和互助合作。居民需提升自我防护能力,掌握正确防疫措施,积极配合防疫工作,形成自我保护屏障。互助合作是社区防疫的纽带,邻里互助可发挥重要作用,如生活照顾、心理支持、信息分享等。社区应组织志愿者队伍、建立互助小组,凝聚居民力量,提升防控效能。

总之,社区应强化监测预警、处置控制、设施建设及居民自我防护与互助,以有效防控疫情、提升居民生活质量,增强应对突发公共卫生事件能力,促进社区健康可持续发展。

6.3 突发公共卫生事件冲击下城市基层治理挑战

在处置突发公共卫生事件时,如果医院是迎击突发公共卫生事件的第一战场,基层社区则是阻击突发公共卫生事件的第二战场,更是长期持久助力突发公共卫生事件缓解直至解除的重要保障。疫情大考,重在基层,难在基层,突发公共卫生事件冲击下城市基层治理面临巨大挑战。

6.3.1 防控资源配置不足

1. 医疗资源不足

按城市公共服务设施规划标准,每个基层的社区卫生服务中心的服务人口为3万至10万人,社区卫生服务站为0.5万至1.2万人,但实际配套建设过程中,基层医疗资源的空间布局多依托基层行政区划,忽略城市居民实际的医疗需求,在规划布局层面存在先天性不足[14]。而当突发公共卫生事件暴发时,医疗资源将首先面临极大的压力。在社区突发公共卫生事件防控中,医疗资源发生挤兑[11]已经成为一个难以避免的问题,这一问题主要体现在以下几个方面。

一是基层医疗设施和设备的不足。社区医疗机构的技术和设备水平相对较低,尤其是在一些经济落后的地区,医疗条件更是简陋,医疗设备更为匮乏。在这样的情况下,社区医疗机构无法进行精密的检测和治疗。

二是基层医疗医护人员的不足。社区医疗机构的医生、护士等医疗人员数量不足。由于待遇和发展前景等因素,优秀的医疗人员更容易流向大型医院或科研机构,从而导致社区医疗机构人才流失。

三是基层医疗资源的配置不均衡。在突发公共卫生事件防控期间,医疗资源紧张,分布不均衡。大型城市优质医疗资源相对集中,而偏远地区的医疗资源匮乏。

2. 生活保障资源不足

基层社区防控责任重大，但受资源不足限制，存在诸多挑战。

一是物资供应链的中断。在事件发生期间，社区物资供应链存在中断的可能性，如交通管制、物流中断等，导致居民无法及时获取必需的生活物资，对社区居民的生活造成严重影响。

二是生活活动设施关闭。在突发公共卫生事件处置期间，许多公共场所和商业设施关闭或限制营业，如商场、餐馆、娱乐场所等，这些场所的关闭导致社区居民的生活变得异常困难，居民无法购买生活必需品和日常用品。

三是特殊群体缺乏关爱。社区居民中有些特殊群体，如老年人、残疾人等需要得到更多的关爱和支持。但是，在突发公共卫生事件处置期间，这些特殊群体可能无法及时得到帮助和关爱，导致他们的生活变得更加艰难。

3. 防控专业人员不足

由于突发公共卫生事件的特殊性，基层防控需要大量的专业人员进行管理与服务支撑，主要体现如下。

一是人力资源不足。目前，应对突发公共卫生事件专业人员的招聘和培训工作还没有完全跟上，导致基层防控专业人员数量不足，这也是基层防控工作难以开展的主要原因之一。

二是技术水平不足。基层防控是一项专业性很强的工作，需要具备专业技能和技术水平。目前，基层防控专业人员的技术水平参差不齐，有些人员技术水平不够高，难以胜任工作。

三是防控管理不足。基层防控工作需要有严格的管理制度和流程，但是在实际工作中，由于缺乏专业人员管理，管理制度和流程无法得到有效执行。

综上，基层防控专业人员短缺源于人力、技术、管理三方面的不足。为应对未来突发公共卫生事件，需强化招聘培训，提升社区防控人员技术水平，并加强防控工作管理。

6.3.2 社区管理水平不高

在突发公共卫生事件的严峻考验下，基层社区作为处置的第一线，其管理水平的高低直接影响着疫情防控的成效。当前，一些基层社区在应对突发公共卫生事件时暴露出管理水平不高的问题，主要体现如下。

一是组织管理方面。基层组织架构不够完善，基层突发公共卫生事件处置需要有完善的组织架构和管理体系，但是一些基层组织架构不够完善，导致处置工作难以有效展开，基层社区领导对于突发公共卫生事件应对管理经验缺失，或者对突发公共卫生事件预防缺乏重视，不能在事先及事中为社区居民及时提供足够的保障和支持。

二是人员管理方面。首先，部分基层社区的工作人员虽身处疫情防控一线，但专业知识和技能储备不足，在信息收集、风险评估和防控措施执行等方面存在短板。其次，人力资源配置与实际需求存在错配。最后，社区人员在协调与动员社区居民、志愿者等多元力量参与防控方面的能力还有待提高。

三是宣传教育方面。部分社区居民缺乏突发公共卫生事件防控知识，对突发公共卫生事件的认知存在偏差，在突发公共卫生事件早期，居民易产生消极态度，而当突发公共卫生事件真正来临时，易产生恐惧心理，最终导致防控工作配合不佳。另外宣传方式单一，内容不够精准，不能很好满足社区居民的实际需求。

四是物资管理方面。物资采购渠道单一，社区无法获得多样化的物资供应，容易导致物资短缺和分配不均等问题。社区内部物资分配部分由居民自发组织团体负责，存在不均的现象，有些社区得到了充足的防护物资，而有些社区则缺乏基本的保护装备，这种不均导致了防控的不公平。另外，部分社区存在物资质量不过关，物资"最后一公里"无法送达的现象。

综上所述，基层社区在突发公共卫生事件防控中需加强组织管理、人员培训、宣传教育和物资管理，以全面提升应对能力。

6.3.3 多元协同治理不畅

在突发公共卫生事件防控过程中，多元协同治理是一种重要的基层治理模式，其核心是通过政府、社区组织、居民等各方合作，共同参与社区治理和公共事务管理。多元共治模式具有提高治理效率、增强社区凝聚力等优点，但在实践中也存在一些问题。

一是多元协作沟能机制不足。在突发公共卫生事件防控中，政府是主导力量，但社区组织和居民也需要积极参与，这需要政府与社区组织之间建立有效的协调机制。但在实践中，政府与社区组织之间的协调合作不够充分，导致信息共享不畅、资源调配不足等问题，另外也需要明确各方面的责任和义务，并建立相应的监督机制来确保责任得到落实。

二是社区居民参与意愿不强。在突发公共卫生事件防控中，社区居民的积极参与是非常重要的，但是有些居民存在参与意愿不足的问题。这可能是由于居民对突发公共卫生事件防控缺乏了解或者缺乏信任感。因此，在多元协同治理模式中，需要加强对居民的宣传教育工作，提高居民的参与意愿。

三是信息共享发布通道不畅。在突发公共卫生事件防控中，信息共享和沟通是非常重要的环节。但在实践中，信息共享和沟通不畅是一个普遍存在的问题。这可能是信息来源不一致、信息传递渠道不畅等原因导致。因此，在多元协同共治模式中，需要建立起有效的信息共享和沟通机制，确保信息能够及时准确地传递到各方面。

总之，在基层突发公共卫生事件防控中，多元协同治理模式是一种非常重要的基层治理模式。但是，在实践中也存在一些问题和挑战。政府、社区组织和居民需要加强协作和沟通，建立有效的信息共享机制和责任界定机制，以提高突发公共卫生事件防控工作的效率和质量。

6.3.4 科技防控抓手不够

基层组织在应对突发公共卫生事件时科技防控水平不高，主要体现在以下几个方面。

一是缺乏信息采集和发布机制。基层社区在信息采集方面，受限于技术和人力，往往难以实现对人口流动、健康状况等关键信息的全面、实时追踪；在信息发布方面，则缺乏统一、权威的平台和标准流程，导致信息传播速度慢、覆盖面窄，不利于及时引导公众舆论、稳定民心；而在信息共享上，由于部门间、不同地区间的信息壁垒，信息难以有效共享，在一定程度上减弱了协同作战力。

二是缺乏完善的信息平台。基层防控应对突发公共卫生事件时，因信息平台不完善而面临挑战。缺乏平台导致信息收集与上报交流均较低效，易错失防控最佳时机；信息碎片化、不准确，误导公众，影响决策科学性；信息化手段不足，影响数据处理效率和重点人群管理。不完善的信息平台，还会妨碍资源的高效调配。例如，医疗资源、防控物资的供需信息不能及时准确对接，导致资源过剩或短缺。

三是信息采集和更新不及时。基层防控信息化水平受限，信息采集与更新滞后，影响防控效果。信息更新不及时以及社区居民早期防护意识薄弱、个人防护和隔离措施不到位，加剧物资缺口和感染风险。例如，在突发公共卫生事件初期，由于信息来源不清晰，有些社区居民不知道该如何防护和应对突发公共卫生事件，增加了风险。

四是突发公共卫生事件监测和信息报告不畅。基层社区在突发公共卫生事件监测和信息报告方面存在不畅的情况。监测体系不完善，无法及时发现、跟踪、上报辖区范围内的突发公共卫生事件的发展态势，导致突发公共卫生事件信息的传递和汇总存在滞后、不准确等情况，无法为决策提供准确的数据支撑。

为提升社区突发公共卫生事件防控信息化水平，需强化信息收集、整理与发布，确保信息可靠、准确、及时；构建多传播渠道，普及防控知识，提升居民认识与应对能力。这样才能有效保障居民健康与安全。

6.4 突发公共卫生事件冲击下城市基层治理启示

《抗击新冠肺炎疫情的中国行动》白皮书指出，400 万名社区工作者奋战在全国 65 万个城乡社区中，实时监测疫情动态、严格执行体温检测、全面排查进出人员、坚守岗位值班、积极宣传防疫政策以及实施有效的防疫消毒措施，是守好疫情防控"第一关口"[15]。

6.4.1 政府主导进一步强化

有效地应对突发公共卫生事件，既是各级政府的重要职责，也是检验政府各方面能力的重要标志[16]。基层政府除应完成《传染病防治法》《突发事件应对法》《突发公共卫生事件应急条例》等法律规范中规定的疫情报告、通报和公布，及时采取应急措施，加强社会秩序的管理与维护等[17]，还可以从以下几个方面开展工作，以期取得更好的成效。

第一，建立健全基层突发公共卫生事件联防联控机制及应急预案体系。一是加强各条线与基层的信息传递。加强信息传递，高效下好"一盘棋"，突发公共卫生事件的防控重点在于基层，特别要加强各条线与基层的信息传递，联防联控机制在历次突发事件应对中发挥着重要的作用，统一指挥、分级响应、快速处置，要形成每天定时例会制度，做到及时反馈、调整、完善、改进，要强化信息采集机制，确保"条线—社区—居民"的信息传递通畅，围绕各类典型问题加强研判，高效处置，同时进行内部横向通报，互通有无，加强信息传递，防止突发公共卫生事件扩散。二是健全基层应急预案体系。突发公共卫生事件期间，暴露出应急物资储备不足、生产滞后，物流运行不畅、调度难度大，分发、配送效率低等问题，直接影响防控工作。此外，常态下的应急预案编制往往很难考虑到非常态下或极端环境中的情景，如何加强应急情景的设计，以及如何在预案中突出应急重点环节的对策，提升战时的针对性，是应急预案体系完善的重点之一。

第二，确保医疗、消防等应急能力稳定与通道通畅。一是继续落实急诊等资源的配备，保障医疗救治系统稳定。分门别类且明确清晰地给出封控期间的救治通道，让公众知道有了困难去找谁。二是关注重点人群。针对前述急难重症病患需求，确保流程能够有效运转、人员具备专业水平，本着"生命至上"的原则，对于封控期间的急重症患者，可考虑设置绿色通道、先治后补等措施，以免延误救治时机。三是加强消防通道监管。加强小区消防通道占用检查、清理，以防火灾发生消防车无法及时到场，防止发生因封控设施不规范产生的不符合消防法规规范要求的情况，正确贯彻"生命至上"理念。四是做好自然灾害防范工作。要对封控条件下自然灾害应急处置预案进行梳理、模拟。要防止不同类型极端事件叠加时的重大风险，对封控状态下，关键岗位、重点岗位职责进行梳理，对当前资源短期不平衡状态下的各项储备做到底数清、有预判。

第三，完善信息发布机制，多种手段加强心理疏导。一是要完善突发公共卫生事件发布机制。建立健全信息分级管理、归口处置及发布机制，强化舆情监测，加快甄别虚假信息，及时回应社会关切。二是加强引导。提高基层突发公共卫生事件防控工作知识普及力度。疫情期间，大量志愿者参与社区防疫，但他们相对较缺乏专业知识，因而尤其要加强各类防疫知识的科普。三是发挥宣传优势。加大宣传推广优秀社区防疫经验和具体举措，在传播正能量稳定市民情绪的同时，通过传播具体有效的做法，让广大基层组织在相互学习中快速成长。四是坚持正确舆论导向。直面广大市民的急难愁盼，释放较为明确的预期，提高效率走出困境，让基层和居民都比较明白并能支持配合，以消除对突发公共卫生事件过度恐慌和对未来的悲观情绪。五是要加大网络流言的打击力度。要强化网民对自己言论的责任意识，实施一定的"战时"网络管控。

总之，基层政府在基层突发公共卫生事件防控中应该发挥重要作用，通过制定科学有效的防控措施、加强社区管理、优化联防联控机制，确保医疗、消防等应急能力稳定与通道通畅，完善信息发布机制，加强居民心理疏导，保障公众的健康安全。

6.4.2 保供保医落地基层

确保社区居民的基本生活需求得到满足，确保社区居民在突发公共卫生事件期间的身体健康和安全，坚决做好保供保医保基本面，是贯彻"人民至上、生命至上"[9]总方针的最具体体现。

第一，建立完善的物资储备机制。一是健全的物资保障体系。应急物资保障是应急管理体系的重要组成部分，党中央、国务院高度重视，习近平总书记多次强调，要健全统一的应急物资保障体系，基层政府部门应当把应急物资保障作为国家应急管理体系建设的重要内容，同时，加强对物资储备的管理和调度，避免物资的浪费和紧缺。二是完善物资配送网络。在突发公共卫生事件处置期间，交通可能会受到限制，应当制定详细的物资配送计划，组织志愿者、物流公司等力量，将物资及时配送到社区和居民手中，同时加强物资配送过程中的卫生防护措施，避免突发公共卫生事件的二次传播。

第二，保供环节要尊重供应"链"的规律。一是做好"最后一公里"配送。从物资来源、配送物流直到"最后一公里""一百米"，确保发放到户到人，杜绝层层关卡和各自为政，如涉及周边省市，则一定要做好协同协调。市级政府解决统筹问题，大型社会物流企业解决一公里前的问题，区及街道的力量解决一公里内的问题，居委、物业、志愿者解决一百米的问题，形成梯度。二是保医环节要尊重"生命至上"。要有绿色急救通道，同步调配、合理分配医疗资源，确保急诊患者最快得到救治。

第三，重点加强医疗资源保障。一是持续加大对基层医疗机构的投入。改善医疗条件，提高技术装备水平，缩小与大型医院的差距，使社区医疗机构能够更好地承担突发公共卫生事件防控工作，应该加强对偏远地区的医疗资源投入，提高偏远地区的医疗水平，使突发公共卫生事件防控工作得以有效开展。二是加强医疗资源统筹规划和调配。确保医疗资源的合理分配，避免出现医疗资源浪费和不足的问题。三是完善医疗人才培养和引进机制。医疗人才资源不足是基层防控工作中的一大难题，应不断完善医疗人员的培养和引进机制，加强医疗人才资源的均衡分配，从而更好地保障基层防控工作的有效开展。

综上所述，物资保障在社区突发公共卫生事件防控期间具有重要的意义，不仅能满足居民的基本需求，提供防护和医疗支持，还能维护社区秩序和稳定，增强社区的抵抗力和凝聚力，支持突发公共卫生事件防控工作的有效实施。

6.4.3 多元共治在基层有效实施

基层突发公共卫生事件防控不仅仅是政府的事情，也需要社会多元共治[18-19]。在社区突发公共卫生事件防控中，多元共治包括政府、社会组织、企业、居民等各方的共同参与和协同合作，各方共同推进突发公共卫生事件防控工作，可从以下几个方面开展工作。

第一，加强党群共防，群防群控机制。一是党群共防。做好突发公共卫生事件防控，党员冲锋在前，充分发挥先锋模范作用，基层党组织充分发挥党建引领作用，积极宣传，发动党员，依靠群众、凝聚群众、组织群众全力投入一线突发公共卫生事件防控工作中，有效连接各方力量，强化小区防控网络，增强基层防控能力。二是群防群控。依靠居民互助机制，形成社区突发公共卫生事件防控的一道加强防线，同时发动居民自发组织看家护院，鼓励居民主动参与摸排，以弥补社区防控短板，有效填补社区防线漏洞，对于掌握到的重要突发公共卫生事件线索，居民可踊跃向居委会上报,便于居委会、街道及相关部门第一时间采取防控措施。

第二,加强沟通与协作,充分发挥各方优势。一是加强各方沟通和协作。针对力量不足的情况,应调用部队、物流公司、媒体和国有大企业等力量,分阶梯形成建制化专业队伍。基层政府、社会组织、企业、居民等各方应加强沟通和协作,形成合力,共同推进突发公共卫生事件防控工作。政府应加强对各方力量的引导和协调,确保各项措施得到有效落实。二是充分发挥各方优势。政府、社会组织、企业、居民等各方应发挥各自的优势,协同合作。政府具有资源优势和行政优势,可以制定政策和措施;社会组织具有贴近居民、服务居民的优势;企业具有提供服务和支持的优势;居民具有参与和监督的优势。各方应相互补充,共同推进突发公共卫生事件防控工作。

第三,建立健全信息共享、反馈与监督机制。一是建立通畅的信息共享机制。政府、社会组织、企业、居民等各方应建立健全信息共享机制,及时分享突发公共卫生事件防控相关信息和数据,提高防控工作的效率和准确性。二是应建立健全监督和反馈机制。对突发公共卫生事件防控工作进行监督和反馈,及时发现问题和不足,及时采取措施加以改进。

总之,在基层社区防控公共卫生事件中,多元共治成为关键提效手段。政府、社会组织、企业、居民等各方应加强沟通和协作,共同推进突发公共卫生事件防控工作,为保障社区居民的健康安全和社会稳定作出贡献。

6.4.4 精准治理注重基层场景

对于系统复杂的特大城市而言,城市管理需精细如绣花,突发公共卫生事件应对则需科学精准。精细化施策,既能阻挡疫情蔓延,又能避免盲目损耗,把突发公共卫生事件对社会经济发展的不利影响降到最低[20]。总的来说,基层治理除了在日常状态下开展自治、法治、德治相结合外,还可以从以下几个方面开展。

第一,基于突发公共卫生事件的特征,探索诊断、救治分流体系。一是探索强化预诊体系。医疗体系向社区下沉,加强社区全科医生培训,加强远程诊断支持,探索通过多种手段对突发公共卫生事件感染者进行快速诊断、评估分流条件。二是完善相关法律法规实施细则。结合初诊评估,依据个人意愿和相关规定允许自我居家隔离,由本人、担保人(家属)、社区签订相关管理责任书,由个人签订个人承诺书,确保隔离期间不流动,对违规者设立处罚标准。

第二,做好防范应对更大风险的预案,防止次生灾害的发生。一是加强突发公共卫生事件宣传教育。增强基层居民的防范意识,加强对居民心理健康的关注,提供必要的心理支持和帮助。 二是加强基层物资保障和资源调配工作。 基层应充分利用现有资源,加强物资保障和资源调配工作,确保医疗物资和生活必需品的供应,并加强对困难群众的关注和帮助,提供必要的生活保障和援助。 三是加强水、电、气等生命线能源保障,确保基层居民基本生活物资有保障,确保不断供。 四是加强协调合作,形成合力。 充分发挥各方力量共同参与突发公共卫生事件防控工作。 五是充分发挥社区门诊、社区哨点对可疑突发公共卫生事件病例的监测发现能力,完善快速响应和处置机制。

第三,加强基层执行的标准化流程。 一是及时形成信息的有效沟通。 注意基层工作人员的保障(形成一线的替换机制),对群众的医护需求形成专门通道。 二是要组织编写基层防疫指导手册。 围绕社区居民管理、检测组织、垃圾清运、生活物资保障、医疗救治需求、社区环境消杀、宣传教育效果、工作人员防护、出入口管理、公共场所管理给出明确要求,便于督导工作的开展。 三是构建基层社会内"守望互助"体系。 由居委牵头,党员带头,建立战时堡垒,把社区内各种力量凝聚起来形成合力,精细组织,形成各类互助小分队,共渡难关。

基层精细化管理是突发公共卫生事件防控的重要措施之一,其意义在于把基层作为精细化管理的基本单位,以居民为中心,将防控措施落实到每一个社区,从而提高突发公共卫生事件防控工作的效果和效率。

6.4.5 科技赋能:轻量、高效

2020 年 3 月,习近平总书记在同有关部门负责同志和专家学者就疫情防控科研攻关工作座谈会时讲话[21],强调科技是防范化解重大疫情和突发公共卫生风险的重要支撑。 我们必须遵循现代科学技术的发展规律,结合基层科学防疫的实际需求,从以下几个方面利用科学技术的方法手段防范化解重大疫情和突发公共卫生风险。

第一,充分发挥好数字化赋能城市安全管理的作用。 一是整合数据资源,打通信息"孤岛"。 后台大集成、群众少折腾,整合更有成效。 大数据、通信、城运、公安等部门应联手打通数据,摸清基层实时人口动态底数,让常态化管控更精准高效,手段要管用、实用,用得起、用得久,促进数字化转型与常态化管控有机结合,保障信息双向有效流通,提升基层应急管理服务水平和问题处理效率,重振基层信心底座。 二是应用新技术,丰富防控工具库。 基层街道开发类似突发公共卫生事件信息上报小程序,信息上报既方便,又高效安全。 有些街道使用无人机在轨交站点出口处,对出站人员进行宣传,高效扩围且降低交叉感染风险。

第二,针对传染病事件加强重点人群监测与分类分色动态管理。 一是加强流动人

员实时监测。充分使用基层治理综合信息系统平台,整合"社区治理信息系统、以房管人综合数据库、智慧社区应用管理系统、网格视频监控系统"等数据,同时结合移动通行数据,加强对作为城市"血管"中负责传递营养的"细胞"的流动人员监管,以信息化为他们做好制度化的防疫监测和生活保障工作。二是挂图作战,实行分类分色风险动态管理。很多基层社区推行了"房态图"动态管理,针对不同社区情况,分类开展防疫管控工作,运用红、橙、黄、绿、蓝、灰、黑七色进行标注,基本做到了人员清、家庭清、时间清、进度清和措施清。

第三,借助科技手段提高物资管理效率。一是医疗物资预购智能化。对于居民普遍关心的口罩、退烧药预购事项,很多街道利用"一网通办"等大数据平台,鼓励居民在线完成预约,也有些基层采用了"线上线下"预约登记模式进行医疗物资预购,"线上"通过扫描微信小程序、二维码等方式,居村委会统一到药店采购后送货到居民家里,充分发挥了"不见面""很精准""组织化""很方便""易管理""实时化"等优势。二是加强防疫相关物资信息共享平台建设。通过社区网格化管理等方式,收集各类信息,建立统一的信息发布平台,将各小区上报的信息整合后发布,以便居民及时了解本社区的医疗与生活物资情况,研究公平公开的物资调配机制与策略,当某个小区出现医疗或生活物资短缺时,可以通过调配机制将其他小区的闲置物资调配过来,以满足居民需求。此外,还要建立一个完善的监督机制,以确保信息和物资得以公正、透明、高效管理。

总之,医疗物资信息平台建设是社区防疫关键,需科学规划,高效透明管理,才能更好地保障居民的健康和生活需求。

6.5 突发公共卫生事件冲击下城市基层治理实践

21世纪以来,多起突发公共卫生事件凸显了城市防控面临的诸多挑战,而新冠疫情在全世界的蔓延,极大程度上提升了各方面对城市公共卫生安全风险防范与治理的重视程度。城市常态下的精细化防控主要包括管控精准、应对差异、信息透明及服务科学等,而基层社区可因地制宜地实行精细且差异化的防控措施,形成突发公共卫生事件防控的长效机制[20]。

6.5.1 北京基层社区治理共同体实践探索

北京社区应对突发公共卫生事件的治理体系是指在北京市范围内,由政府、医疗机构、社区组织、居民等多元主体组成的一个应对突发公共卫生事件的体系[23]。该体系在党的领导和依法防控的原则下，充分发挥群防群控的力量，借助科技手段实现精准防控，从而保障市民健康安全、维护社会稳定。

在应对传染病事件的进程中，北京市政府积极扮演主导角色，不仅构建了健全的应急管理和预警机制，更在防控措施的落实与指导上倾注了巨大努力。同时，物资保障和支持体系的完善，为全市应对突发事件提供了有力支撑，强化了公共卫生应急处置的能力。除此之外，政府还积极开展各类宣传教育活动，旨在提高市民的自我防护意识和能力，为共同应对突发公共卫生事件打下坚实基础。

在传染病事件的应对中，北京市的医疗机构是一支不可或缺的重要力量。他们采取科学的防治措施，积极收治患者，为市民的健康安全筑起了一道坚实的屏障，为全市的疫情防控工作提供了有力保障。

基层社区组织作为应对突发公共卫生事件的重要一环，也在政府的统筹指导下发挥了重要作用。他们积极发动居民参与防控工作，建立居民健康档案，执行体温检测、访客登记等防控措施，并通过宣传教育，提升了社区居民的健康意识和自我防护能力。

而社区居民，作为应对突发公共卫生事件的基础力量，也在北京市政府的号召下积极参与防控工作。政府强调群防群控的理念，鼓励市民通过志愿服务等方式为社区防控工作提供支持。同时，借助科技手段，如应用智能设备进行体温检测、人员追踪等，实现了精准防控，大大提高了防控工作的效率和精度。

综上所述，北京社区应对突发公共卫生事件的治理体系是一个党领导下的全面覆盖、精准防控、群防群控、科技支撑、依法防控等多元协同的作战应对体系，该体系成功地应对了多次突发公共卫生事件，为保障市民健康安全、维护社会稳定发挥了重要作用。

6.5.2 上海基层社区精细化防控实践探索

上海自 2020 年 1 月 24 日启动突发公共卫生事件一级响应以来，坚持"三个全覆盖"（即入沪人员信息登记、重点地区人员医学观察、管理服务全覆盖）、"三个一律"（即进沪人员一律测体温、重点地区人员一律医学观察、其他地区人员单位一律申报信息）防控工作要求，全市各方力量都被动员起来，投入传染病事件防控和城市安全治理[22]，其主要实践如下。

一是党群共防。在突发公共卫生事件防控中，党员发挥先锋模范作用，党组织积极引领，通过宣传、发动党员，凝聚群众力量参与防控。部分居民区创新做法，如派驻党的工作小组到业委会，或成立党员带头的志愿者突击队，强化基层防控，织密防控网络。

二是群防群控。 居民互助强化社区防控，互赠防疫用品、提供资源支持。 外籍志愿者参与翻译工作，居民自发组织看家护院，补充防控薄弱环节。 老旧小区居民组建防疫团队，采取实际防疫措施。 居民积极参与摸排，上报重要线索，助力及时防控。 居民配合相关部门迅速应对，可实现早发现、早汇报、早隔离。

三是多元共治。 居委会、物业、业委会是社区工作的核心力量，三者合力才能推动社区工作常态化。 突发公共卫生事件期间，这三者紧密合作，与志愿者和居民共同构筑起防线。 上海小区实施24小时门岗和出入证制度，加强封闭管理。 多方合力解决快递问题，并采取清洁消毒措施，保障环境安全。 上海市特别关注外来人员管理，实施精细管理策略。

四是力量下沉。 基层社区是突发公共卫生事件联防联控的重要防线，各级干部深入基层，实地发现并解决问题，因地制宜、精准施策，确保每个社区成为防控的坚强堡垒。 各地党员干部积极加入社区一线，用专业技能和敬业精神为防控贡献力量，协助社区原有力量，切实践行"不走形式，不走过场"。 实现全覆盖防控，并切实避免形式主义。

五是科技赋能。 全市各区居委会、居民小区利用信息化智能化手段，采取精细化、人性化管理，加强突发公共卫生事件防控。 上海倡导网上办事，避免线下聚集，通过"一网通办"提供多渠道服务。 社区推行"房态图"动态管理，用七色标注居民情况，提高防疫工作效率。 同时，街道利用信息化平台、小程序、无人机等高科技手段，实现精准排查和靶向监控，扩大防疫宣传范围，降低交叉感染风险。

综上，上海市在应对突发公共卫生事件时，实施了全面的防控措施，形成了党群共防、多元共治、科技赋能的防控体系，并通过党员引领、居民互助、基层精准施策以及科技手段应用，构筑了坚实的防控防线。 这些实践为防控工作提供了有力支持，具有借鉴意义。

6.5.3 广州基层社区全方位防控实践探索

近年来，广州不断推进深化党建引领社区治理机制、完善了挂片驻点、城乡议事协商、网格化、"综合＋专项"购买服务、"三社联动"等机制，广州社区治理已初步形成了人员、物资、信息互通、整合、综合运用机制，常态下能保稳定促发展，在突发公共卫生事件下，既有资源能被及时组织运用以满足应急需求[24]。

一是建立四级防控体系。 强化基层社区在突发公共卫生事件防控中的主体责任。 在该体系中，市、区、街道、社区四级领导担任核心职务，负责全面协调和指导防控工作，及时研判并解决防控过程中出现的各种问题。 同时，广州市加强了对基层社区防控工作的督查，确保各项防控措施得到严格执行，为社区居民提供安全稳定的居住环境。

二是重视宣传教育工作。通过多元化渠道向居民普及突发公共卫生事件防控知识。利用宣传栏、电子屏、广播等多种方式，向居民传递科学信息，提高居民自我防护意识和能力。此外，广州市还举办了线上培训和专家讲座，为居民提供更为全面深入的防控知识和政策法规解读。

三是加强社区治理能力。充分调动各方资源，为社区居民提供更优质的服务。借助现代科技手段，如 App、微信等，实现信息共享和协同联动，提高事件处置效率。同时，广州市积极发挥社会组织的作用，组织志愿服务活动，为居民提供送药、送菜、送餐等生活帮助。

四是重视关怀慰问工作。广州市向困难群体发放生活必需品和药品等物资，提供心理咨询服务，帮助居民缓解焦虑、抑郁等负面情绪，让社区居民深切感受到党和政府的关心与温暖。同时，广州市还积极协调解决居民生活中的实际困难，如水电供应、交通出行等，确保居民在突发公共卫生事件期间能够安心生活。

总之，广州在基层社区突发公共卫生事件防控治理方面取得的成绩值得肯定。其特色在于建立了完整的防控体系，同时注意工作的软环境，高度重视宣传教育工作，为开展各项工作营造良好氛围，加强对居民的关怀，更好地赢得社区居民的支持。这在基层工作中尤为重要。

6.5.4 深圳三位一体共筑基层社区防控网

基层社区突发公共卫生事件防控治理体系是深圳市在突发公共卫生事件防控期间形成的一套行之有效的管理体系[25]。该体系的特点包括以下几个方面。

一是坚持党的领导。在应对突发公共卫生事件的关键时刻，政府部门深入贯彻中央人民政府关于防控工作的重要指示精神，将党的领导贯穿于防控工作的始终和各个层面。在社区防控体系中，市委、市政府领导亲自挂帅，靠前指挥，精准施策，科学应对。各区、街道和社区党组织充分发挥战斗堡垒作用，广大党员干部挺身而出，勇挑重担，展现了共产党员的先锋模范作用。

二是坚持网格化管理。在防控期间实施精细化的网格化管理，将社区划分为若干网格，每个网格由网格长负责，实现防控工作的全覆盖和无缝衔接。在此基础上，深圳市还创新性地建立了"三位一体"摸排机制，通过医生、公安民警和社区工作人员的协同作战，全面掌握社区内重点人员情况，有效提升了防控工作的针对性和实效性。

三是坚持科技应用。积极运用现代科技手段，提高防控工作的智能化水平。通过大数据分析，精准把握社区人口流动和疫情传播规律；借助人工智能、大数据和 5G 等新技术，实现预警机制的智能化和防控物资的智能化调度。这些科技手段的应用，为深圳市社区防控工作提供了有力支持。

四是坚持多元共治。注重发挥社会力量的作用，形成政府、社区、居民、企业、社会组织等多方参与的共治局面。通过组建由各方力量组成的防控队伍，共同参与社区防控工作，实现了群防群控的良好效果。同时，鼓励企业和社会组织积极履行社会责任，为防控工作贡献力量。

五是坚持精准施策。根据不同社区的特点和实际情况，制定差异化的防控策略。对于外来人口较多的社区，加强摸排和管控力度；对于疫情较为严重的社区，则采取集中收治、隔离等果断措施。这些精准施策的做法，确保了防控工作的针对性和有效性。

六是坚持群众路线。在防控工作中始终坚持群众路线，以居民的需求和利益为出发点和落脚点。通过开展邻里互助活动、设立居民服务热线、加强心理健康服务等方式，增加了社区居民之间的联系和信任，增强了社区的凝聚力和向心力。同时，积极回应居民关切，解决居民实际困难，让居民在防控工作中感受到温暖和关怀。

总之，深圳基层社区突发公共卫生事件防控治理体系是一套行之有效的管理体系，它坚持党的领导、网格化管理、科技应用、社会共治、精准施策和群众路线等方面的原则，各项措施扎实、规范、可复制性强，在防控突发公共卫生事件上取得了良好的效果。

6.6 小结

随着时代的发展，无论是人民群众对于突发公共卫生事件的认识，还是国家对突发公共卫生事件防控的重视程度都有长足进步与发展。一路走来，基层治理作为国家治理的"最后一公里"，作为应对突发公共卫生事件的桥头堡，在与突发公共卫生事件的防控对弈中，遇到了防控资源配置不足、社区管理水平不高、多元协同治理不畅及科技防控抓手不够等挑战，并从政府主导、保供保医、多元共治、精准治理、科技赋能等方面获取了很多经验启示。基层通过突发公共卫生事件的防控实践，不断化解突发公共卫生事件防控中面临的问题，建构基层疫情防控机制和体系，持续提升基层的突发公共卫生事件治理的能力和水平，以实现基层治理服务人民和满足人民需求的任务和使命，增强人民的幸福感、获得感和安全感。

参考文献

[1] 中共中央关于坚持和完善中国特色社会主义制度推进国家治理体系和治理能力现代化若干重大问题的决定[N].人民日报,2019-11-06(001).

[2] 刘蕾.以党建引领共建共治共享社会治理格局[J].人民论坛,2018(24):102-103.

[3] 关于加强和完善城乡社区治理的意见[N].人民日报,2017-06-13(001).

[4] 中共中央 国务院关于加强基层治理体系和治理能力现代化建设的意见[N].人民日报,2021-07-12(001).

[5] 中共中央关于党的百年奋斗重大成就和历史经验的决议[N].人民日报,2021-11-17(001).

[6] 关于加强新型冠状病毒感染的肺炎疫情社区防控工作的通知[J].中华人民共和国国家卫生健康委员会公报,2020(1):7-10.

[7] 习近平.在统筹推进新冠肺炎疫情防控和经济社会发展工作部署会议上的讲话[N].人民日报,2020-02-24(002).

[8] 罗伯特·希斯.危机管理[M].王成,宋炳辉,等,译.北京:中信出版社,2001.

[9] 冯俊.人民至上的国家治理观初探——学习习近平总书记关于抗击新冠肺炎疫情系列重要论述[J].同济大学学报(社会科学版),2020,31(6):2-12.

[10] 汪亭友.人民至上、生命至上理念的践行与思考[J].人民论坛,2020,676(21):95-97.

[11] 邓玮,董丽云.协同式应急:重大疫情中的医疗挤兑与合作治理——以新冠肺炎疫情为例[J].华南理工大学学报(社会科学版),2021,23(1):104-112.

[12] 黄晓燕,何智纯,冯晓刚,等.上海市卫生应急体系发展的实践和探索[J].上海预防医学,2019,31(9):724-730.

[13] 深圳市第六届人民代表大会常务委员会公告(第二一一号)深圳经济特区突发公共卫生事件应急条例[J].深圳市人民政府公报,2020,1176(46):2-19.

[14] 沈睿熙,谭俊杰,袁媛.常态化防控要求下城市基层医疗设施规划研究——以广州为例[J].南方建筑,2020(4):1-5.

[15] 中华人民共和国国务院新闻办公室.抗击新冠肺炎疫情的中国行动[N].人民日报,2020-06-08(010).

[16] 吴江.从抗击SARS看政府职能转变[J].国家行政学院学报,2003(4):8-10+14.

[17] 范凯凯.我国突发公共卫生事件应急中的政府职能及行政法律适用问题研究——以新冠肺炎疫情防控为视角[M]//国家法官学院科研部.审判体系和审判能力现代化与行政法律适用问题研究——全国法院第32届学术讨论会获奖论文集(上).北京:人民法院出版社,2021:406-414.

[18] 严雪雁,谢金晶.重大疫情背景下的城市社区应急治理机制研究[J].黑龙江工业学院学报(综合版),2020,20(3):1-7.

[19] 蒋澎.自觉治理:公共危机基层社会共治的行为动机及作用逻辑[J].河海大学学报(哲学社会科学版),2021,23(1):64-72+107.

[20] 吴莹,葛道顺.特大城市公共卫生安全风险与基层治理应对——基于新冠肺炎疫情下北京、上海、武汉的社区防疫经验[J].学习与实践,2020,439(09):75-84.

[21] 习近平.为打赢疫情防控阻击战提供强大科技支撑[J].先锋,2020(3):4-6.

[22] 董幼鸿.精细化治理与特大城市社区疫情防控机制建设——以上海基层社区疫情防控为例[J].社会科学辑刊,2020(3):192-200.

[23] 杨艳梅.新冠肺炎疫情防控视角下的社区治理效能研究——以北京社区疫情防控为例[J].中国应急救援,2020,81(3):16-19.

[24] 田文波.突发公共卫生事件下广州社区治理的实践探索与启示[J].探求,2020(6):96-102.

[25] 靳淑雁,赵敏捷,郑静,等.深圳市新冠肺炎疫情防控经验与启示[J].卫生软科学,2023,37(1):77-81.

第 7 章
公共卫生事件挑战下的社会动员

突发公共卫生事件的应急管理是资源互动与利益博弈过程，国家、民族、社会的应对力，不仅取决于防御、资源、素质，更在于完备的社会动员机制，它能迅速整合力量，协调利益，提升整体应对能力[1]。公共危机治理中的社会动员可以界定为：由危机治理中的动员者（主体）、动员对象（客体）、动员方式（介体）、动员条件（环体）等各要素组成[2]，通过主体对客体的发动、号召等形成社会动员，引导动员对象自觉参与突发公共卫生事件治理过程。

《中华人民共和国突发事件应对法》在 2024 年修订后，进一步突出了社会动员的作用，涉及以下方面。一是明确居民委员会、村民委员会应当依法协助人民政府和有关部门做好突发事件应对工作，情况紧急时立即组织群众开展自救与互救等先期处置工作，并要求县级以上人民政府对居民委员会、村民委员会有关人员定期进行培训。二是建立健全以专业人员为核心的突发事件专家咨询论证制度，以确保在关键时刻，能够迅速集结并依托专家的专业知识经验，为决策提供科学依据。三是鼓励和支持社会力量建立提供社会化应急救援服务的应急救援队伍。四是积极倡导并大力支持红十字会、慈善组织以及各类志愿服务组织和志愿者们，鼓励全面参与并有效应对突发事件。五是明确规定新闻媒体应当承担起公益宣传的重要职责，积极普及应对突发事件的法律法规知识，深入宣传预防与应急的有效措施以及自救与互救的实用技能。六是鼓励公民、法人及所有其他组织积极储备必要的应急自救物资与日常生活必需用品，旨在提升全社会在面对突发事件时的自我保障与应对能力。七是完善突发事件应对管理工作中的表彰与奖励制度，对作出突出贡献的单位和个人，给予表彰与奖励，以夯实应急管理基层基础，提高公共安全治理整体水平。

突发公共卫生事件的社会动员主要是指在突发公共卫生事件暴发期间，通过政府和社会力量的协同作用，动员社会各方面的资源，共同参与突发公共卫生事件冲击下的防控工作，以达到防扩散和控传播的目的。突发公共卫生事件冲击下的社会动员是一项复杂而系统性的工作，涉及政府、医疗机构、社会组织、企业和广大民众等多个方面，需要各方面共同协作，才能取得良好的防控效果。有效突发公共卫生事件应急动员是指为应对此类事件而采取的一系列组织调度与管理措施，旨在减少直接与间接损失，保障公众健康与社会稳定。有效的应急动员需要具备快速响应、科学决策、协同合作、信息共享和公众参与等特点，以确保应急处置工作的高效性和有效性。

7.1 突发公共卫生事件冲击下社会动员的背景与意义

7.1.1 突发公共卫生事件冲击下社会动员的时代背景

关于社会动员，郑永廷[3]认为社会动员，原为一种群众发动方式，现随时代变迁，其内容与形式已多样化发展。甘泉等[4]对现代社会动员本质作了进一步探析，认为社会动员是国家、政党或团体激发社会成员参与社会实践，共同完成任务的活动，具有目的性、参与性、协同性和反复性等特点。费爱华[5]则对动员策略进行了研究，得出面向市民开放主流与异质性空间促参与，内化积极分子为表率，甚至转化为动员主体。

2024 年修订的《中华人民共和国突发事件应对法》规定：" 国家建立有效的社会动员机制，组织动员企业事业单位、社会组织、志愿者等各方力量依法有序参与突发事件应对工作，增强全民的公共安全和防范风险的意识，提高全社会的避险救助能力。"郝晓宁等[1]认为，面对突发公共卫生危机应急活动，政府需依法紧急行动，统一调动资源，引导社会成员参与防控，形成应急社会动员。

随着全球科技的不断进步和全球化的加速推进，突发公共卫生事件的频率和规模越来越大，给全球范围内的人们带来了严重的威胁和严峻的挑战。在这样的背景下，各国政府和国际组织都开始加强突发公共卫生事件的社会动员能力，包括提高公众的卫生意识和健康素养、建立起完善的卫生监测和预警机制、加强医疗救援队伍建设、提高卫生应急物资和设备储备水平等。

7.1.2 突发公共卫生事件冲击下社会动员的重要意义

自 2003 年以来，全球范围内发生了一系列突发公共卫生事件，如 2003 年的 SARS 疫情、2009 年的 H1N1 流感疫情、2014 年的埃博拉出血热疫情、2020 年的新冠疫情等[6]。这些突发公共卫生事件威胁全球公共卫生安全，导致重大经济损失。这也使社会动员紧迫且意义重大。

第一，突发公共卫生事件冲击下的社会动员具有重要的理论价值。社会动员涉及政治、经济、文化等多个领域，需要综合运用多种学科知识和方法进行研究。突发公共卫生事件冲击下的社会动员不仅涉及政府、医疗机构、社会组织等方面的问题，也涉及广大民众的心理、行为等方面的问题。因此，对于突发公共卫生事件冲击下的社会动员进行深入的研究，不仅可以揭示其内在规律和机制，还可以为未来类似事件的应对提供重要的参考和借鉴。

第二，突发公共卫生事件冲击下的社会动员具有广泛的实践意义。一是促进社会资源的整合和利用，突发公共卫生事件往往需要大量的医疗资源、物资和人力支持，社会动员可以促进社会资源的整合和利用。二是加强应急医疗卫生体系与能力建设，突发公共卫生事件往往会对医疗卫生体系造成巨大的压力和挑战，社会动员可以通过各种渠道、通过各种形式，提升医疗卫生工作者的应对能力。三是维护社会稳定与和谐。突发公共卫生事件往往会对社会稳定与和谐造成一定的影响，社会动员可以通过多渠道向公众宣传政府的应对措施和政策，增强公众对政府的信任和支持，避免恐慌情绪的扩散和社会秩序的混乱。

总之，突发公共卫生事件冲击下的社会动员具有重要的现实意义和研究价值。通过社会动员来调配社会各部门各领域的资源，从而作出相对应的正确计划，及时整合各部门的物资人力，以阻止突发公共卫生事件危机蔓延的形势。通过深入研究突发公共卫生事件下的社会动员策略和经验，可以为提高突发公共卫生事件下防控能力和应对未来类似事件提供重要的思路和方法。

7.2 突发公共卫生事件冲击下社会动员的研究现状

7.2.1 社会动员理论研究

突发公共卫生事件下的社会动员理论研究是一个多学科交叉的研究领域，重点关注如何在突发公共卫生危机期间，通过有效机制和策略激发、引导和协调社会各方面的力量，以实现公共卫生目标。此理论框架包含以下几个核心方面。

一是社会动员理论研究聚焦于公共卫生事件情境下的社会动力学原理，深入剖析紧急状态下社会秩序重构、资源分配优化、权力结构变化等关键因素的作用机制。研究者们借助应急管理理论、集体行动理论、社会资本理论等多元视角，全面剖析社会动员过程中的复杂互动关系，尤其关注信任、权威、共识、利益分配等核心议题如何影响社会成员的参与意愿和行为选择。

二是社会动员理论研究亦致力于探究不同类型的社会动员模式及其效果评估。以中国为例，政府主导型、社区参与型和公众自主型等多种社会动员模式在实践中形成，并通过实证分析，系统比较不同模式在效率、公平、可持续性等方面的优劣，为决策者提供有针对性的策略建议。

此外，关于信息传播与舆论引导在社会动员中的作用，研究者们亦进行了深入的探索。借助新媒体环境下的传播理论，他们深入分析了信息透明度、公开性与社会动员力之间的内在联系，并探讨了谣言控制、舆情监测和正面宣传等手段在提升社会动员效果中的价值。

同时，社会动员理论研究亦关注个体层面的心理机制，探究恐慌心理、社会责任感和公民素质等因素如何影响公众在公共卫生事件中的响应行为。通过引入心理学和社会学的相关理论，构建更贴近现实的社会动员心理模型，为设计更具针对性的心理干预措施提供了理论支持，有助于提高公众的配合度和参与热情。

然而，现有的社会动员理论研究仍有待进一步深化和完善。特别是在全球化背景下，如何处理国际的信息不对称、资源不均衡问题，以及如何利用现代信息技术推动社会动员工作的创新升级，是当前研究的重点与难点。因此，未来的研究需要不断融合跨学科知识，紧密结合社会实践，构建更为科学、全面且具有前瞻性的社会动员理论体系，以期在面对突发公共卫生事件时，能更有效地进行社会动员，保障公共卫生安全和民众福祉。

7.2.2 社会动员机制研究

社会动员机制是社会动员发起者和被动员者之间确立的一种相互合作的规则，制度化动员各方协同合作，确保应急管理目标实现[7]。面对突发公共卫生事件，在"事前科学防、事发及时报、事中高效救、事后系统控"的"全生命周期"防控范式中，要强化"预防与准备"的完备性评估、"监测与预警"的适时性评估、"响应与实施"的高效性评估、"恢复与重建"的精细性评估[8]。总之，突发卫生事件应急管理中的社会动员机制应从应急管理全生命周期、全过程加以完善。该机制旨在面对突发卫生事件时，有效调动和整合政府、社区、非政府组织、企业和公众等多元主体，以应对突发公共卫生事件的挑战。主要涉及以下几个重要方面。

一是政府主导与多方协同联动机制。在这一机制中,政府是核心角色。突发公共卫生事件暴发时,政府需迅速启动应急响应,设立专门机构统筹协调,制定并执行预案,调动资源[9]。同时,强化与各部门沟通协作,确保信息共享、资源优化,形成联动效应。多方协同是关键,涉及政府、医疗机构、社会组织、媒体和公众等,需合作发挥整体效能,应对突发卫生事件,恢复社会秩序。政府应引导和促进各方合作,形成合力,共同应对挑战,保障公众健康与安全,维护社会稳定与和谐。

二是基层社区自组织机制。基层社区作为应对突发公共卫生事件的前沿阵地,不仅是保障群众民生问题的基石,更是展现社区团结与协作精神的空间。这一机制的核心在于居民的自发性和主动性,能够在突发公共卫生事件发生时迅速集结形成有战斗力的应对小组,共同商讨策略并分配任务,确保工作有序进行。同时,信息共享和沟通协调亦不可或缺。此外,基层社区自组织机制还需注重资源整合和利用,充分发挥社区居民自身资源和能力,并积极寻求外部支持,以应对资源有限性的挑战。然而,该机制也面临信任度降低、信息偏差等挑战,因此需采取相应策略,以确保机制的有效性和稳定性。

三是信息传播与舆论引导机制。近年来,信息技术迅猛发展推动舆论主战场从电脑端转向手机端,信息传播速度空前,公众能更深入地参与突发公共卫生事件的观察和讨论[10]。信息传播与舆论引导机制成为保障公众知情权、维护社会稳定的关键,同时作为政府、媒体与公众间的沟通桥梁。突发公共卫生事件的信息传播速度快、范围广、影响深,为公众获取信息带来便利,也给舆论引导带来重大挑战。政府应主导舆论,及时准确发布信息;媒体应客观公正报道;公众应理性客观对待信息。政府、媒体和公众应积极参与舆论引导,确保舆论健康发展。

7.2.3 社会动员实践研究

近年来,全球突发公共卫生事件的频繁暴发进一步凸显了构建和完善社会动员体系的重要性与紧迫性。在我国,政府展现出了强有力的领导与组织能力,协同社会各界力量,共同编织了一张多元而高效的社会动员网络。这一过程中,不仅催生了多样化的社会动员实践案例,而且通过实际应对各类公共卫生危机,积累了极其宝贵的经验教训,为未来更加科学、有序且灵活地应对类似突发公共卫生事件奠定了坚实的基础。

一方面,学术界致力于探讨各级政府如何通过政策引导、法规制定以及信息发布等方式,迅速激活并高效运行联防联控机制。这种机制强化了跨部门、跨地区的协同合作,如极端传染病暴发期间的社区封闭管理、大规模核酸检测和健康码应用等,可以充分展现政府高效的社会动员能力。另一方面，社会动员实践的研究也深入探讨了公众参与、社会组织以及企业等多元主体在应对公共卫生事件中的作用与模式。例如，志愿者队伍在疫情排查、物资配送和心理援助等方面发挥了至关重要的作用；科技企业利用大数据、人工智能等先进技术为疫情防控提供了有力支持；社区居民自治组织通过宣传教育、健康管理等方式实现了群防群控，有效提升了防控效果。

当前社会动员实施中存在信息传达效率低、资源配置不公以及公众参与不足等问题，这些挑战为学术研究指明了方向，即研究如何提升社会动员策略和效能。通过深度研究与实践，有望找到坚实的理论依据与实践框架，为社会动员体系提供支持和指导。同时，需系统分析历史案例，提炼经验，规避失误，为未来社会动员提供借鉴。

7.2.4 社会动员趋势研究

随着网络特别是移动互联网的普及与社交媒体的迅速发展，当代人的信息获取渠道、思维方式均被重塑，也促使人们不断把新的媒介融入社会动员工作，网络媒体社会动员就应运而生，突发公共卫生事件社会动员也越来越依赖于社交媒体。如崔士鑫[11]以《人民日报》新冠疫情报道为例，研究了媒体在加强政策宣传解读，报道联防联控成效，引导舆情、回应关切与化解焦虑，为打赢防控阻击战提供舆论引导等方面发挥的作用。涂光晋等[12]在研究新浪微博平台的网络动员与以往基于论坛、博客、QQ等平台的网络动员不同的基础上，进一步研究了微博线上动员与线下动员两种方式在社会心理和人际传播两个方面的差异来探索微博动员新机制。随着全球化进程加快、公共卫生风险日益复杂化及新技术大量的创新应用，社会动员呈现出以下几个显著的发展趋势。

一是新技术的深度融合正重塑社会动员形态。未来，借助大数据、云计算、人工智能等先进技术手段，信息传递效率将大幅提高，精准识别、快速响应的能力得以强化，有助于实现从中央到地方，从专业机构到社区居民的全方位、多层次、立体化的动员模式。

二是公平兼顾包容成为社会动员资源配置的核心原则。面对公共卫生危机，资源分配不仅要考虑效率，更要注重公平，尤其是针对弱势群体的关注与保障。因此，优化动员机制设计，建立兼顾公平与效率的资源配置方案，将成为推动社会动员健康发展的重要任务。

三是公众主观能动性进一步被激发。倡导"人人都是突发公共卫生事件防控的第一责任人"理念，通过教育引导和政策激励相结合的方式，促使公众在危机应对中由被动接受转为主动参与，形成政府、社会组织与民众协同作战的新格局。

四是跨学科交叉研究与国际合作将成为社会动员研究领域的新增长点。在全球卫生治理的大背景下,借鉴国际先进经验并结合本国国情,构建科学的社会动员评估指标体系,对于衡量和提升动员效能具有重要意义。

突发公共卫生事件下的社会动员发展趋势包括智能化动员、公平正义的资源配置、公众主体地位的确立与能力提升,以及全球跨界合作与经验共享。未来需紧密结合时代需求,推动社会动员理论与实践的创新和完善。

7.2.5 社会动员体系研究

在突发公共卫生事件的冲击下,社会动员体系与机制显得尤为重要。一般涉及以下方面。

面向社会动员的应急预案体系。应急预案是政府在突发公共卫生事件中开展动员工作的基础和依据。政府应当制定完善的应急预案,明确各部门职责和任务,确保各项措施能够有效实施。在制定应急预案时,政府应当考虑各种可能的情况,并制定相应的应对措施。同时,政府应当定期组织演练,检验应急预案的可行性和有效性,并及时进行调整和完善。

在传染病事件中,联防联控与群防群控能力体系共同构成了社会动员体系的核心。联防联控强调各级政府及部门间的紧密协作,实现信息共享、任务联动和资源协调,编织起严密的疫情防控网。而群防群控则倡导全社会广泛参与和自我管理,通过个人卫生习惯的倡导与落实,以及基层单位的科普教育和志愿活动,形成人人参与、人人负责的防控格局。这一体系充分发挥了我国社会治理优势,依托网格化管理,实现疫情的早发现、早报告、早隔离、早治疗。通过联防联控与群防群控的有机结合,不仅精准管控疫情,还提升了公众健康素养和责任意识,有效遏制疫情扩散,维护了公共安全和社会稳定。

跨部门跨区组织协调体系。在组织协调方面,政府应当建立跨部门的协调机制,加强各部门之间的沟通协调,确保各项措施能够协调一致。在资源调配方面,政府应当根据疫情需要,合理调配医疗资源、物资资源、人力资源等,确保各项资源能够得到有效利用。

医用和医疗资源保障调配体系。在突发公共卫生事件中,医用和医疗资源保障调配体系扮演着举足轻重的角色,涵盖了预防物资储备、医疗设备调度、药品供应以及人力资源配置等多个方面。传染病事件中需迅速调动口罩、防护服等防疫物资,确保一线医护人员和公众的基本防护需求。同时,统筹规划与及时调拨重症监护病房床位、呼吸机等关键医疗设施,以应对救治压力。药品供应体系则需确保特效药或疫苗的生产和分发，为病患提供及时有效的治疗。此外，科学合理的医护人力资源调度也至关重要，确保疫区或高风险区域有充足的医护人员，并做好培训与轮换，避免服务质量下降。总的来说，这一体系需具备高效整合、快速响应、精准投放的能力，以最大程度地减轻公共卫生危机对社会的影响，保障人民生命健康安全，其建设和完善也是衡量应对重大公共卫生事件能力的重要标志。

7.3 我国突发公共卫生事件冲击下社会动员基础与挑战

7.3.1 突发公共卫生事件冲击下社会动员基础

一是高效的政府组织体系。面对突发公共卫生事件，我国政府凭借强大的组织力、决策力和执行力，迅速构建层次分明、反应迅速的应急管理机制。党中央和国务院高度重视，成立高级别领导小组统一指挥，确保信息畅通、行动同步。政府实行垂直与属地管理结合，五级联动形成严密防控网，基层政府和社区组织精准施策，有效遏制疫情扩散。同时，政府具备强大资源整合能力，跨部门、跨区域协调配合，实现资源优化配置。此外，严谨的法律法规和严格的责任追究制度为防控工作提供有力保障。

二是严密的网格化管理。在突发公共卫生事件期间，我国社会动员的优势显著体现在严密的网格化管理体系上。网格化管理作为一种精细化社会治理模式，在应对公共卫生危机时发挥了至关重要的作用。它基于地理空间划分网格单元，配备专门管理人员和志愿者团队，实现全覆盖和精细化管理。在传染病事件中，网格化管理能够迅速锁定重点区域和人群，实施精准防控措施，有效阻断疫情传播。其优势在于快速响应、精准防控、全面覆盖、协同作战以及社区参与。网格化管理确保信息迅速传达、防控措施精准到位，同时实现服务的全面覆盖。多部门协同作战提升了整体效能，而社区参与则充实了社会动员的力量。因此，网格化管理体系在突发公共卫生事件中展现了强大的社会动员优势，为应对危机提供了坚实的组织保障和行动支撑。

三是多层次的资源保障能力。面对严重的突发公共卫生事件，我国展现出卓越的资源动员与整合能力，迅速形成强大的抗灾防疫力量。国家层面，政府凭借强大的财政实力和物资储备，筹集资金、采购调配医疗设备和防护用品，确保前线医护人员与患者得到保障。同时，通过全国统筹布局，实现医疗资源的合理调配和高效利用。工业生产体系快速响应，企业转产或扩产医疗物资，交通运输、物流配送全力配合，确保救援物资及时送达。此外，社会捐赠和志愿服务作为重要补充，社会各界积极援助，志愿者奔赴一线，弥补公共资源短缺，共同构建起坚实有力的资源保障体系，为社会动员奠定物质基础，展现出应对公共卫生危机的独特优势。

四是广泛的社会参与。面对传染病事件，社会各界力量积极主动投身疫情防控，形成了全民动员、众志成城的防控格局。基层社区和农村地区通过网格化管理，调动居民、村干部、志愿者的积极性，承担信息采集、体温监测等任务，构筑疫情防控的第一道防线。医疗机构和医务人员无私奉献，救治病患；科研机构和科技人员加速疫苗研发、检测技术提升等工作，提供技术支持；企事业单位和社会组织响应号召，捐款捐物、调整生产线生产防疫物资，共同支援抗疫；广大人民群众自觉遵守防疫规定，做好个人防护，积极参与防疫活动，形成全民参与、全民抗疫的氛围。这种广泛而深入的参与不仅是对政府工作的支持和补充，更是全体国民集体责任感和公民意识的体现，为成功防控疫情提供了深厚的群众基础和社会支撑。

五是各级党组织的领导。党中央迅速作出部署，将疫情防控作为首要任务，彰显了集中统一领导和高效决策能力。各级党组织迅速响应，形成严密高效的组织指挥体系，确保党中央指示精神有效执行，构建全国一盘棋的防控格局。基层党组织发挥战斗堡垒作用，严防死守，切断疫情传播链；机关企事业单位党组织扎实做好防控，保障社会经济活动；医疗卫生战线党组织带领医护人员英勇奋战，人民解放军和各地医疗队紧急驰援，体现出强大组织协调能力。广大党员干部积极响应，主动担当，成为疫情防控中坚力量。党组织通过激励问责机制，确保执行力和公信力。总之，我国各级党组织在突发公共卫生事件中展现出强大领导力和社会动员优势，成功调动全社会力量共同抗疫，是对我国治理体系和治理能力现代化的生动实践。

通过上述优势，中国在应对突发公共卫生事件时能够迅速凝聚社会共识，集中力量控制疫情蔓延，保障民众生命安全和社会稳定。

7.3.2　突发公共卫生事件冲击下社会动员挑战

一是应急保障能力不过关。突发公共卫生事件对社会动员能力提出了严峻挑战，特别是在应急保障能力薄弱时问题尤为突出。应急保障能力涵盖人力资源、物资供应、技术支持与设施配备以及资金保障等多个方面，是确保应急响应措施顺利实施的关键。当前，应急人才队伍建设和储备不足，人员培训、调用、轮替机制不完善；物资储备和调配面临压力，制约社会动员的有效展开；技术支持与设施配备存在落后、不匹配或准备不足的问题；资金短缺或分配不公则可能削弱社会动员的效果。因此，提升突发公共卫生事件的社会动员能力，必须全面加强应急保障能力，确保各方面支援及时到位，有效动员社会各方面力量共同应对挑战。

二是应急协同有待提高。在突发公共卫生事件冲击下，社会动员面临的主要挑战在于提升应急协同能力。政府部门、医疗机构、科研机构、社区组织及公众需迅速形成高效协同的响应机制,然而现实中存在诸多困难。纵向协同方面,行政层级间信息流转不畅、指令执行脱节,导致整体效率受损。横向协同方面,不同行业、部门间协调配合不足,资源利用不优。政府与社会力量协同也是难题,需探索科学规范的协作机制。同时,公众参与协同性有待提高,应急响应意识和行动自觉性需增强。因此,要提高社会动员效率,需强化应急协同理念,完善信息通报体系,优化联防联控机制,引导社会力量有序参与,并提升公众应急素养和行动一致性,构建全方位、多层次、立体化的社会动员协同网络。

三是社会参与意愿不强。首先,社会公众对于突发公共卫生事件的认知不足可能导致参与意愿下降。由于缺乏对疾病严重性和防控措施必要性的深入理解,部分公众可能低估事件的紧迫性,认为自身感染的风险较低,从而降低参与防控工作的积极性。其次,突发公共卫生事件往往伴随着不确定性与恐惧感,导致公众产生恐慌心理,进而影响其参与社会动员的积极性,再者,从行为角度看,社会参与意愿受制于个人成本收益评估。最后,制度环境的制约也不容小觑。如果相关法律法规不完善,没有建立起公平透明的社会动员机制和激励政策,难以有效调动公众的积极性和创造性。同时,如果缺乏有效的信息沟通和反馈机制,公众无法看到自身行动对防控效果的直接影响,也可能降低其参与意愿。

四是社会动员法律法规不完善。新冠疫情防控揭示了我国公共卫生法律体系在法律法规衔接、应急协作机制以及人民权利保护等方面的不足。如各法律法规之间存在的不顺畅衔接可能导致政府在应急处置过程中出现权责不清的情况;《突发事件应对法》中某些条例的滞后性也凸显出来,缺乏对人民权利的充分重视,甚至在某些情况下会导致患者私人信息的泄露;2024年新修订的《突发事件应对法》正式实施,对这些方面进行了完善,明确了获取个人信息的条件和信息保护要求;明确提出"国家建立有效的社会动员机制,组织动员企业事业单位、社会组织、志愿者等各方力量依法有序参与突发事件应对工作,增强全民的公共安全和防范风险的意识,提高全社会的避险救助能力",在法律层面肯定了社会动员机制的作用。在社会动员方面,未来还需要进一步完善体制机制,不断提升社会动员能力,激发社会在突发事件中的参与主动性。

7.4 突发公共卫生事件冲击下社会动员优化路径

7.4.1 完善应急物资保障机制

在突发公共卫生事件冲击下,完善应急物资保障机制是优化社会动员路径的关键一环。 首先，应建立前瞻性储备制度，涵盖多类应急物资，并依据风险评估进行动态调整，同时推行政府、企业、家庭等多层次储备模式。 其次，优化物资供应链管理，利用现代信息技术实现实时监控与协同调度，促进公私合作，形成双轮驱动的保障体系。 再次，建立健全征用与补偿机制，确保政府有序征用社会资源并保护被征用单位权益，激发社会应对积极性。 最后，完善采购与分发透明化制度，严格监管，防止不当行为，确保资源公平分配。 综上所述，完善应急物资保障机制对于维护社会稳定、提升应对能力至关重要，是衡量公共卫生治理体系现代化程度的重要标志。

7.4.2　加强组织领导能力建设

在突发公共卫生事件应对中，加强组织领导能力建设是优化社会动员路径的核心环节。 强化顶层设计，建立统一指挥、联动协同的领导机制，提升应急管理体系的统筹协调能力至关重要。 提高领导干部的专业素养和应急处置能力，通过培训和实战演练提升决策水平，并强化专家咨询指导，实现专业知识与行政执行力的融合。 健全基层组织动员网络，发挥多级联动优势，形成全面覆盖的社会动员格局。 同时，建立激励与问责机制，确保领导责任落实，提升社会动员执行力。 加强组织领导能力建设对于提高动员效率、维护公共安全和社会稳定具有重要意义，是构建韧性社会、应对复杂公共卫生挑战的关键所在。

7.4.3　加强应急宣传教育能力

在突发公共卫生事件冲击下，强化应急宣传教育能力是优化社会动员路径的关键环节。 该环节旨在提升公众风险认知、应急响应与健康行为习惯，构建全民参与、科学有序的公共卫生防御体系。 首先，应系统化构建应急知识教育体系，融入相关课程与活动，普及基本知识。 其次，利用新兴媒体发布权威信息，实施精准化信息推送，消除恐慌。 再次，整合各方力量开展应急演练和培训，提升公众心理承受力与行动执行力。 最后，构建评估机制，调整教育策略，确保落到实处。

7.4.4　完善社会动员法律法规

突发公共卫生事件凸显了法律法规与政策措施在社会动员优化中的关键作用。 应在立法层面确保政府依法动员并保障公民权益。 制定针对性政策措施，构建常态化社会动员准备机制，包括物资储备、组织架构、信息报告及应急队伍建设。 还应推动社会力量整合，鼓励非政府组织、企业、志愿者等多元主体参与，促进公私部门协作。

在法律、制度政策层面，鼓励法治宣传与教育，提升公众法治意识，形成全社会合力应对的良好局面。因此，完善法律法规和政策措施是确保社会动员合法、高效、有序的基础，也是公共卫生治理现代化的重要一环。

7.5 突发公共卫生事件冲击下社会动员实践

突发公共卫生事件，特别是传染病这类影响范围广事件，一般会根据程度在一个区域或整个城市开展社会动员。统一思想和广泛参与是社会动员的关键。以下两个案例虽然动员范围不同，但在行动和机制上都充分体现了这一特征。

7.5.1 多层治理下的广佛地区社会动员实践

在传染病防控中，广佛地区通过成立指挥部、整合多方力量，构建起了全镇联动的防控格局，既注重刚性措施也关注人文关怀[13]。然而，基层治理仍面临医疗物资缺乏、工作压力大和专业性不足等问题。

一是社会动员现状。广佛地区积极应对疫情防控挑战，迅速成立疫情防控指挥部，全面部署动员工作，构建起全镇联动、联防联治的防控格局。指挥部下设多个高效运转的工作组，负责开展疫情监测、评估、预警等关键任务，并设置隔离留验场所，确保市场稳定与物资供应的顺畅。全体领导班子成员深入一线，亲自走访防控点，并主动联系企业，共同构筑抗击疫情的坚强防线。在社会动员方面，广佛地区从社区、社会组织（企业）和社工三个层面全面展开，既采取强硬的管控措施，又注重人文关怀，特别关注弱势群体的防控工作。社工们充分发挥专业优势，积极响应中央疫情防控工作精神，为社区特殊群体普及防疫知识，实地支援村居防疫工作，为疫情防控贡献智慧和力量。

二是社会动员特征。社会动员呈现出两大显著特征：党建引领与社会（企业）资源的丰富性。首先，广佛地区作为广东省高质量发展体制机制改革创新的先行示范区，在疫情防控中充分展现了党建引领基层治理的新模式。疫情暴发后，广佛地区积极联动党群先锋队和上百名楼长，共同守护基层疫情防控的"最后一公里"，展现了党组织在危机应对中的核心领导作用。其次，广佛地区的社会（企业）资源同样丰富，众多有担当的社会组织和企业纷纷投入疫情防控的接力赛。最后，他们根据社区疫情防控的具体需求，积极开展公益项目，并为受疫情影响而运营困难的社会组织提供应急支持，共同构筑起抗击疫情的坚实屏障。

三是存在改进之处。首先，多数基层社区工作人员面临着基本医疗保障物资匮乏的困境，这使得他们在疫情防控工作中难以充分发挥作用。其次，基层人员的工作压力巨大,他们不仅需要向上配合政府的统一行动,还需向下负责居家隔离、外来人员动态监测、居民沟通说服以及心理疏导等诸多复杂任务,这使得他们在应对疫情时倍感压力。最后,基层社会组织在疫情防控中普遍缺乏必要的专业性和独立性,即"专业的人没有干专业的事",这也成为制约基层治理效果的重要因素。因此,我们需要深入剖析这些问题,并采取有效措施加以解决,以推动基层治理体系的不断完善和提升。

7.5.2 整体性社会动员机制的武汉实践模式

在全国人民、人民军队的巨大支援及湖北武汉人民的坚守下,武汉疫情防控取得巨大成果,控制住疫情,并在抗击疫情的实践中积累了宝贵经验,展示了中国特色社会主义制度优势。武汉市疫情防控体现了强大的社会动员能力,其具体措施如下。

一是高度凝合抗疫意志的领导力。全市上下紧密围绕、坚决贯彻党中央制定的防控方针,武汉市政府作为社会动员机制的核心,引领并整合社会各界力量,形成强大合力,共同应对这场前所未有的公共卫生挑战[14]。

二是高效统合抗疫行动的组织力。全国动员聚力湖北武汉保卫战,全国19个省(自治区、直辖市)对口支援湖北省辖市,各级党政机关、企事业单位党员干部下沉至基层社区,医者仁心,人民解放军勇当先锋,志愿者服务高效作保障,武汉民众自我隔离,众志成城,共筑防控长城,彰显非凡组织动员能力[15]。

三是高质汇合抗疫成效的执行力。疫情防控是一项涉及城市综合治理的庞大的、系统性工程,涉及多环节、多部门、多层级、多主体,并需要跨区域跨部门进行资源调配,基于高度的共识观念、共情体验和共振行动,通过"火神山"与"雷神山"医院建设的奇迹及后续方舱医院的陆续投入,实现了对所有感染人员快速安全的集中隔离安置,通过高效的执行力抢占了抗疫先机。

武汉疫情社会动员的成功经验是多方面的,涉及领导力、组织力和执行力等多个方面。这些经验不仅对中国疫情防控具有重要意义,也为全球抗击疫情提供了宝贵的经验和借鉴。

7.6 小结

突发公共卫生事件下的社会动员研究,涉及多个维度与层面,具有深刻的理论与实践意义。在理论探讨上,研究主要聚焦于社会动员的机制构建、模式创新以及效果评估,强调在应对公共卫生事件时,多元主体的协同作用以及信息传播的关键性。在实践层面,研究则着眼于政府主导与多方联动的协作模式,探讨基层自组织的运作方式,以及信息传播机制的优化策略,通过深入剖析具体案例,提炼出有效的社会动员策略。此外,完善的社会动员体系不仅包括预案制定、联防联控机制的建立,还需注重资源保障的强化以及应急响应能力的提升。由此可见,社会动员在应对突发公共卫生事件中的作用日益凸显,对于维护公共安全、保障人民健康、促进社会稳定具有不可替代的重要意义。

参考文献

[1] 郝晓宁,薄涛.突发事件应急社会动员机制研究[J].中国行政管理,2010,301(7):62-66.
[2] 孙晓晖,刘同舫.公共危机治理中社会动员的功能边界和优化策略[J].武汉大学学报(哲学社会科学版),2020,73(3):23-32.
[3] 郑永廷.论现代社会的社会动员[J].中山大学学报(社会科学版),2000(2):21-27.
[4] 甘泉,骆郁廷.社会动员的本质探析[J].学术探索,2011,142(6):24-28.
[5] 费爱华.新形势下的社会动员模式研究[J].南京社会科学,2009(8):53-56+68.
[6] 盛方富,李志萌.重大突发公共卫生事件对经济的冲击、传导及其应对——以新冠肺炎疫情为例[J].企业经济,2020(3):12-20.
[7] 雷晓康.突发公共事件应急管理的社会动员机制构建研究[J].四川大学学报(哲学社会科学版),2020(4):37-42.
[8] 孙建平.让城市更安全社会更安定市民更安心[J].先锋,2021(2):39-41.
[9] 徐明,郭磊,任韬.疫情防控中基层应急社会动员的逻辑、机制与优化策略[J].河海大学学报(哲学社会科学版),2020,22(3):40-51+106.
[10] 吴宁,孙鲁.重大突发公共卫生事件中的舆情危机及其应对策略[J].湖南省社会主义学院学报,2020,21(3):74-77.
[11] 崔士鑫.主流媒体如何做好突发公共卫生事件宣传报道——以人民日报新冠肺炎疫情报道为例[J].传媒,2020,322(5):12-16.
[12] 涂光晋,陈敏.基于新浪微博平台的网络动员机制研究[J].新闻界,2013(2):56-59+72.
[13] 李晓燕.重大疫情下的基层治理——基于多层治理视角[J].华东理工大学学报(社会科学版),2020,35(1):123-134.
[14] 王莹.突发公共卫生事件中政府应急管理能力提升研究[D].昆明:云南财经大学,2022.
[15] 卿菁.特大城市疫情防控机制:经验、困境与重构——以武汉市新冠肺炎疫情防控为例[J].湖北大学学报(哲学社会科学版),2020,47(3):21-32.

第8章
公共卫生事件舆情引导

在突发公共卫生事件演化的过程中，会产生各种各样的信息，特别是传染病等事件一般周期长，信息量更大。由于公共卫生事件专业性强，不仅政府及相关部门内部有必要了解科学应对的方法，公众更需要了解乃至迅速学习基本的应对方法。在政府及相关部门层面，及时准确地掌握突发公共卫生事件的相关信息，是把握突发公共事件发生和发展态势，科学作出应对决策的基础；对于基层组织而言，及时、充分掌握公共卫生事件的信息，也有助于根据实际情况，科学合理应对。对公众来说，及时准确掌握突发公共事件相关信息，是了解和理解政府及相关部门履行社会管理职责的重要基础，可以更好促进公众主动参与突发公共事件的应对。这是两个信息传播系统，行政系统内的信息传播在一定程度上决定了公共卫生突发事件防控体系的运转效能，公众场域的信息传播影响了公共卫生事件下的社会运行和公共卫生事件防控效果。前者信息流转的高效和通畅为后者面向公众的信息传播奠定基础，后者会对公共卫生事件的防控作出反馈。前者是在相对封闭系统内的信息流转，后者是在开放、复杂系统内的传播。前者依靠组织结构和规则秩序决定信息流转路径和节奏，后者信息的传播则具有极强的不确定性。

8.1 突发公共卫生事件中舆论引导的必要性

根据《中华人民共和国突发事件应对法》，突发事件是指"突然发生，造成或者可能造成严重社会危害，需要采取应急处置措施予以应对的自然灾害、事故灾难、公共卫生事件和社会安全事件"。一般研究认为，突发事件具有突然暴发、难以预料、必然原因、严重后果、需紧急处理等构成要素和突发性、复杂性、破坏性、持续性、可控性、机遇性等主要特性[1]，突发事件的固有特性叠加当前的媒介环境，各类虚假信息、不完整信息的产生和传播具有一定"客观性"，这类信息的传导会影响突发事件应对效率和成果、削弱公众应对突发事件的信心，甚至可能影响社会运行秩序，使局部灾害、事故、事件传导扩散为系统性风险。

8.1.1 突发事件特性决定其易滋生谣言

根据《中华人民共和国突发事件应对法》的定义，可以发现突发事件是非常态的、可能带有负面后果的事件，其本身就非常适合传播，虚假信息的产生由其固有特性决定。

一是，突发事件的突然性，导致公众很难在极短的时间内获得真实和准确的信息，为信息传播留有大量"真空"，容易滋生谣言。二是，突发事件一般都具有不确定性，且始终处于变化中，特别是公共卫生事件中可能包含大量未知信息，如食物中毒的原因，新发传染病的致病原因、传播途径、救治方法，还可能包含不同利益主体的博弈，动态变化是这类事件的基本属性，伴随这一过程的信息传播也带有大量的不确定性特征，必然包含大量猜测甚至是杜撰的谣言。三是，突发事件的复杂性和专业性，贯穿在所有突发事件"防、控、救"的全过程中，公共卫生事件成因、救治的复杂性和专业性，会给各种虚假信息、谣言提供大量议题，受众缺乏专业知识很难辨别信息的真伪。四是，从延续时间上看，突发公共卫生事件既可能是在较短时间内结束的"瞬间冲击"，也可能持续很长时间，其周期的长短可能是受人为的应对措施影响，具有较强的不确定性。总体来看，周期越长，面向公众的信息传播和信息反馈对公共卫生事件的发展和走向的影响越明显。

8.1.2 突发事件中，受众心理复杂为谣言滋生提供了发酵土壤

一般研究认为，在突发事件中，谣言的产生和传播受复杂的社会心理影响。一是，突发事件的负面性往往会使社会心理由于对安全的担忧进入相对"脆弱"的状态，在这一状态下，公众渴望获得信息来增加确定感和对未来的掌控感。很多研究发现，信息的匮乏使得谣言更容易被相信并传播[2]。二是，研究表明，虚假新闻比真实新闻更具新颖性，能够激发接收者的恐惧、厌恶和惊讶等情绪反应，这些特性使得虚假信息更有可能被分享和传播[3]。在突发事件这样的非常态状态中，公众的恐惧、

愤怒情绪需要出口,为了迎合这种情绪,各种谣言会不断滋生、发酵。 三是,在当前的媒介环境下,人们处于信息过载状态。 有研究表明,信息过载时,人们往往采取简化的方式,选择接受那些不需要太多思考就能理解的信息[4]。 人们很难对海量信息中的每一条信息都进行认真思考并辨其真伪,这种"简化思考"心理倾向是人们处理信息的主要依据,首先是那些有强烈情感倾向的信息,而这类信息经常是被人为捏造出来的,仅仅追求情绪满足的虚假信息。

8.1.3 新的媒介环境降低了谣言的生成和传播成本

最近 10 年,媒介技术日新月异。 中国互联网络信息中心(China Internet Network Information Center,CNNIC)第 53 次《中国互联网络发展状况统计报告》显示,截至 2023 年 12 月,我国网民规模达 10.92 亿人[5],进入了人人可以制造信息,人人可以传播信息的时代。

从信息生成角度看,最近几年,新的媒介技术蓬勃发展,未经核实信息的炮制成本越来越低。 特别是生成式人工智能应用正在快速普及,极大提高了文字、音频、视频的生产效率,AI 配音、AI 文案修改,视频、配图一键生成,用户精准识别,定向群发等功能越来越完善,信息制作加工成本越来越低,当专业媒体还在核实突发事件信息真实性的时候,虚假信息已经以很低的成本被批量生产出来并开始传播。

从信息传播角度看,在当前的媒介环境下,社交媒介成为人们获得信息的主渠道。 社交媒介的核心就是要提高互动性,每一条信息都有多种转发、分享方式,让信息传播速度发生了数量级的提升。 人们在转发一条信息时,不可能付出时间成本去核实信息的真实性和准确性。

从信息传播监督机制看,传统的新闻"把关人"在当前的媒介环境下,仅作用于专业媒体,对于量大面广的信息传播者来说,信息筛选和验证机制缺失,容易使得未经证实的信息迅速扩散。

在以上因素的共同作用下,突发事件中不可避免产生各类恶意谣言、虚假信息,误导公众,影响突发事件的处置。 因此,突发事件过程中建立信息发布机制,完善信息发布渠道,及时、准确地向公众传递信息,确保公众最大程度地理性对待突发事件的需求十分迫切。

8.1.4 突发公共卫生事件中的常见谣言

美国社会心理学家奥尔波特(Gordon Willard Allport)和波斯特曼(Neil Postman)对谣言做了最为经典的论述,认为谣言是一个"与当时事件相关联的命题,是为了使人相信,一般以口传媒介的方式在人们之间流传,但是却缺乏具体的资料以证实其确切性"。[6] 在互联网条件下,谣言通过网络广泛传播,它和现实事件有一定关联,往往围绕现实事件的发展、围绕公众关注的热点而展开。这为我们辨析谣言提供了一定的基础。

谣言产生的心理动因通常是基于公众的焦虑和因为未知而导致的恐惧。[7] 公共卫生事件对公众的威胁不分职业,不分年龄,会引发全社会无差别的关注,也为各种谣言的传播提供了土壤。

(1)不同发展阶段会"流行"不同主题的谣言。在公共卫生事件中,如新发传染病发展的不同阶段,公众焦虑和担忧的对象不同,产生的谣言内容也不同。谣言的内容会按照事态的发展阶段不断变化。在事件发生早期,公众主要关注事件本身,随后会关注各类应对举措。例如,新冠疫情暴发之后,2020年2月1日前一周,百度全平台新增的阐述野味危害相关内容量是过去十年的总和。[8] 随着各地启动一级响应,各项防控措施密集落地,公众对政府防控举措的关注最为强烈。例如,2020年1月26日晚武汉疫情防控新闻发布会后,微博热搜榜显示"500万人离开武汉"话题阅读量14.3亿[9],还有"离汉通道关闭后4项应急措施"等话题高居前列。围绕这些内容产生了大量的谣言。

(2)突发公共卫生事件中谣言的主题。观察一般突发事件的谣言,会发现它和公众关注的议题高度重合,围绕事件本身(是什么)、事件原因(为什么)、如何处置(怎么办)展开,其中如何处置又围绕个人如何应对,以及相关管理部门如何应对展开。总体看新冠疫情期间的谣言基本可分为四大类:一是关于病毒本身,如《人民日报》辟谣过的内容有"新冠病毒是SARS病毒"等;二是关于病毒的起源,世卫组织辟谣过的内容有"新冠病毒是人为制造"[10];三是关于个人预防病毒的方法,如各大辟谣平台广泛辟谣的"喝酒可以预防新冠病毒"等;四是围绕管理部门应对新冠疫情相关措施的谣言等。

(3)常见的谣言炮制方法。很多谣言是由少数人的编造产生,但也有一些谣言是在传播过程中以讹传讹产生,传播链上的参与者有意无意依据心理需求,增减信息,制造了谣言。有的依据一定的事实,有的看似无中生有,却在现实中能够找到线索,看似千人千面,但它们产生的方式,大多有迹可循。一方面,随着公众素质的提高、信息传播的便利,辟谣手段正在提升;但是另一方面,为了扩大传播,谣言制造者、参与者也通过各种方式增加谣言的可信度,识别谣言产生和提升可信度的方式,有助于阻断传播链。

在公共卫生事件中,有的谣言依据一定的事实,从空间和时间两个维度移花接木制造谣言。为了使谣言可信，谣言制造者会把不同时间的事件捏合到一个场景中。识别这类谣言只要简单检索就能发现类似的主题反复在不同时间、不同地区出现，这一类情况基本就可以判断是谣言。

断章取义制造谣言是常见手法。文字传播往往是不顾及上下文，截取片段后，任意捏造。例如，李兰娟院士在接受采访时表示："75%的酒精是能够杀灭这个病毒的，所以大家如果去买这些东西，在日常经常接触的地方，想要定期去消毒一下，都是可以的"，但这条采访很快被演化成喝高度白酒能抵抗病毒，2020年1月22日，央视新闻专门进行辟谣[11]。

还有很多谣言"假借"名人之口，夺人眼球。新冠疫情期间，假借钟南山、李兰娟等专家之口编造的各种谣言被广泛传播，借助他们的信誉增加谣言的可信度。这类谣言在人工智能技术高速发展的今天，更容易出现，不借助专业手段很难识别。

8.2 突发事件舆论引导的法律支撑

狭义的舆论引导是指社会主导者包括政府政党以及各种社会组织对舆论的引导，具体来说就是指社会主导者通过传播特定的评价信息，影响社会公众对公共事务的关注与评价，使社会舆论朝着符合社会规范和道德准则的方向发展[12]。在突发事件中，舆论引导由多个主体共同协作，在与受众的互动中动态完成。在法律层面须对各类主体、客体的权力和责任进行界定。2024年11月，修订后的《中华人民共和国突发事件应对法》正式实施，这次修订在突发事件信息发布和传播方面，更加细化，可以更加有效地提升突发事件中的谣言治理能力。[13]

8.2.1 突发事件信息发布和舆论引导需要系统法律支持

在《中华人民共和国突发事件应对法》修订之前，我国已有一些法规对信息公开等作出较为清晰界定，从源头上保证了信息的真实性，但是在新闻报道、信息发布渠道建设上还较为模糊。舆论引导是一项复杂的、动态的工作，是多个主体共同作用的结果。有研究认为：一种舆论能够生成并且起到引导作用，必须包含舆论主体、舆论客体、中介、议题（话题）、场域（空间）和反馈等构件，而机制是指一个工作系统的组织或部分组织之间相互作用的过程和方式[14]。

在突发事件舆论引导中，仅仅把握住信息公开和发布的源头还不能很好地实现引导。在最近几年的突发事件中，可以发现突发事件中的舆论引导还缺乏健全的体制和机制保障，瞒报现象时有发生，因谣言导致的负面舆情事件时有发生，各级政府应对舆情事件水平参差不齐。很多学者研究认为,应采取政府和各类媒体协同的引导策略,完善突发事件全程舆论引导机制[15]。有研究认为,应通过强化自媒体平台主流意识形态供给机制,积极构建自媒体舆论动态监测预警机制和引导效果评估反馈机制等,增强思想引领,净化自媒体舆论创作空间[16]。这些体制和机制的建立是一项系统工程,首先要有法律体系保障。

法律保障应主要围绕舆论的主体、客体、中介展开:应该有相应的法律确保主体的发布权力、发布义务、发布责任;应对各类发布主体发布信息的及时性、真实性、准确性进行监督;应对各类社交媒体平台运营的规范性进行监督。在机制层面,应围绕突发事件中各类议题协同引导,对各类传播场域进行协同治理。

2024年修订的《中华人民共和国突发事件应对法》对突发事件舆论引导提供了较为全面的系统支撑,为完善舆论引导机制提供法律保障。修订将重点放在对舆论引导的主体、渠道的规范性上,充分体现了防范为主的治理思想、立法思想。各种虚假信息对社会的影响是复杂的,事后惩处,很难消除虚假信息对社会造成的危害。还应该看到,网络谣言之刑法治理的难题是,如何区分言论自由与言论犯罪的合理界限[17],因此,只有从信息源头、信息渠道等方面加以规范,采用多种手段提高突发事件中真实信息的供给量,才能系统地实现舆论引导,更好地实现对各类舆情风险的防范。

8.2.2 信息发布制度保障了真实信息供给

突发事件中,政府在舆论引导中发挥了主导作用,研究一般认为,政府部门在突发事件和重大舆情发生时,应占据信息发布的先机,确保第一时间传达准确信息,有效引导舆论,增强公众对信息的信任感[18]。

突发事件中,政府做好信息发布十分必要且重要。在《中华人民共和国突发事件应对法》2024年修订之前,我国对政府部门信息公开和公布已有相关法律法规的规定,但总体看还较为概括、分散。

《中华人民共和国政府信息公开条例》[19](2019年修订)是规范政府信息公开的主要法规,规定了政府信息公开的义务、监督和保障、法律责任以及相关程序。条例明确了"公开为常态、不公开为例外"的原则,即凡是能主动公开的信息一律主动公开,以满足公众获取政府信息的合理需求。其中应主动公开的应急管理信息主要指突发公共事件的应急预案、预警信息及应对情况。

修订前的《中华人民共和国突发事件应对法》已经明确"有关人民政府及其部门作出的应对突发事件的决定、命令,应当及时公布"。配合其他防灾减灾、应急救援、安全生产领域的法律法规,可以较好保障突发事件中的信息公开和发布。例如,

《中华人民共和国传染病防治法》特别针对传染病信息公开作出了规定，明确了信息公开的责任主体和要求。《防震减灾法》《大气污染防治法》《气象法》《水污染防治法》《防洪法》等，也包含了特定情况下政府信息公开的要求。

围绕信息发布，修订后的《中华人民共和国突发事件应对法》首先明确建立健全信息发布制度，这意味着各级政府从制度层面规范信息发布，要制定具体制度，在操作中将信息发布与应急预案进行协同。

针对发布的内容，"应当及时向社会公布突发事件相关信息和有关突发事件应对的决定、命令、措施等信息"，新增了"措施等"。这一新增内容充分考虑了突发事件状态下，社会最为关注的信息，也是容易产生谣言的议题。此次修订，还强调政府部门要及时澄清"影响或者可能影响社会稳定、扰乱社会和经济管理秩序的，虚假或者不完整信息"。这些细化内容为突发事件中政府部门信息发布内容（议题）建立了基本框架，从源头上规范了公开信息的规范和准确。

8.2.3 畅通各类信息渠道，确保真实、准确、有用的信息引导公众

《中华人民共和国突发事件应对法》2024 年修订新增"国家建立健全突发事件新闻采访报道制度。有关人民政府和部门应当做好新闻媒体服务引导工作，支持新闻媒体开展采访报道和舆论监督"。从法律层面明确了突发事件新闻采访报道制度的建立健全，确保各类信息可以快捷传递到社会公众，并明确要求新闻媒体要发挥预警科普类信息的传播，界定了各类新闻媒体在突发事件新闻传播中的作用。

此次修订还强调预警信息发布渠道的通畅，第四十九条明确规定"国家建立健全应急通信、应急广播保障体系，加强应急通信系统、应急广播系统建设，确保突发事件应对工作的通信、广播安全畅通"。应急广播、各类媒体渠道以及各类社交媒体平台都将参与，建立快速发布通道，最大限度实现社会动员，以便在接收到预警后及时避险。例如，2024 年 8 月 2 日，由中国地震台网中心、中央广播电视总台国家应急广播与腾讯联合推出的全国微信预警服务，就是专业机构、传统媒体、社交平台联合探索预警信息发布渠道的典型。

此次修订在政府部门信息公开时，新增内容中强调了"应当及时向社会公布"，可以说除了明确公布的内容，还点明是向社会公布，明确了受众的范围，在一定程度上是对信息公开效果提出了指引。

此次修订规定"公共场所和其他人员密集场所，应当指定专门人员负责突发事件预警信息接收和传播工作，做好相关设备、设施维护，确保突发事件预警信息及时、准确接收和传播"，这一内容的增加是从避险角度出发，也是从受众角度出发，落实信

息传播效果，这是间接减少负面舆情事件产生的可能性。

此次修订新增要求，明确进入预警期后要"公布咨询或者求助电话等联络方式和渠道"。救援过程中的及时性、规范性，常常产生议题，如果没有沟通渠道，就容易产生谣言，相应措施是畅通沟通渠道，最大限度用规范的、有价值的信息占领人们的注意力，这是有效避免各类虚假信息的重要手段。

总体看此次修订强调的各类信息及时有效的传播，突出事前防范，重视在突发事件期间对公众避险有价值的预警信息、应急措施信息、物资储备等信息的发布和传播，是在提高有效、准确信息的供给量，不给虚假信息传播空间，从而更好地为突发事件救援、处置以及社会恢复营造良好的舆论环境。

8.3 公共卫生事件舆情引导主要做法

8.3.1 公共卫生事件需要充分的风险沟通

公共卫生事件具有极强的专业性和复杂性，公众对公共卫生事件很难形成准确客观的认知。特别是传染病这类事件，演化周期长，在演化的过程中伴随各类新的风险，因此更需要在事件演化的过程中进行充分的信息沟通。

公众所具有的认知和思维的理性，对于有效地应对危机是非常重要的。公众的认知理性受到两个方面的挑战：一方面来自风险事件本身的特征；另一方面来自公众认知的局限。[20]

1989 年，美国风险认知与沟通委员会等机构将风险沟通定义为"个人、团体、机构间交换信息和意见的互动过程"，[21] 从广义上讲，风险沟通是指政府各部门与媒体、公众的合作与对话。其中不少研究关注的是风险沟通在公关技术和技巧层面的问题。还可以从"过程"的角度来理解风险沟通，风险沟通被看作一个搜集信息、组织信息、再现和提炼信息的过程。这一过程涉及多方面的信息，它不仅直接传递与风险有关的信息，也包括表达对风险事件的关注、意见以及相应反应的信息，或者发布国家或机构在风险管理方面的法规和措施等。[22] 从某种程度上说，风险沟通的信息是极其广泛的。风险沟通信息就是指以突发公共事件卫生应急管理的全过程为基础，以风险沟通为主要用途，全面收集、分析、整理出反映突发公共事件性质、状态、特点、趋势以及应对突发公共事件行动的所有信息。[23]

实践中会发现，在公共卫生事件中，会产生大量的复杂的风险信息，事件的周期越长，信息量越大，公众在依据信息作出决策的时候，会展现出不同的认知方式和决策方式。公众有"理性人"的一面，但是也会出现基于风险感知的非理性决策。在与政策科学、社会学的互动之下，人类认知与决策过程中的犯错行为、人类直觉系统的决策特征会充分显现。雷恩（Ortwin Renn）、卡斯帕森（Jeanne Kasperson）等提出了至今仍为风险感知界普遍应用的"风险放大理论"[24]。作为个体，在公共卫生事件中的决策，往往具有"放大"的特点，从经济的角度上看，相对于可能承担的关乎生命健康的后果，采取的防护措施成本是可控的，如人们对在污染事件中会采购盐这类生活必备物资，其付出的成本对大多数人来说是可承受的，一旦有类似的信息产生，无论其真伪，个体大多会选择加入抢购队伍，这也是各类灾害事件中关于物资稀缺的谣言很难完全避免的原因之一。而抢购的危害影响到公众利益、危害到社会稳定秩序时，会导致社会"总成本"过高，所以必须遏制住这样的谣言。因此，这类事件中充分的风险沟通格外重要，只有充分的风险沟通才能确保社会整体作出最优选择。

8.3.2 全面落实新闻发布制度

危机时刻的新闻发布会对于减少公众恐慌、增加透明度、减少公众的不确定性至关重要。面对新发传染病等公共卫生事件，应根据应急响应级别建立日常新闻发布机制，公布事件信息。建立分级分层新闻发布制度。坚持国家和地方相结合、现场发布与网上发布相结合，建立多层次多渠道多平台信息发布机制，持续发布权威信息，及时回应国内外关注的疫情形势、疫情防控、医疗救治、科研攻关等热点问题。

例如，新冠疫情期间国务院联防联控机制的新闻发布会以及各省市的新闻发布会主要包含三方面内容。一是发布疫情数据、各项防控措施等权威信息。新冠疫情暴发后，我国启动疫情数据日报制度，及时全面提供精准分类信息。新闻发布会以及国家卫生健康委在官方网站等政务平台每日通报前一日各地新增确诊病例、新增治愈出院病例、当日解除医学观察的密切接触者、新增重症病例、新增死亡病例、新增疑似病例、隔离治疗、重症病例、累计报告确诊病例、累计治愈出院、累计死亡病例、现有疑似病例、累计追踪到密切接触者、尚在医学观察的密切接触者和后期增加发布的无症状感染者相关情况，以及累计收到港澳台地区通报确诊病例等各种相关数据。各项防控措施进展、防控举措、权威科普信息等，都通过新闻发布形式及时传递给公众，形成头部传播效应，形成明确导向。二是及时回应公众关切。疫情防控涉及面广，除了每天及时发布疫情发展、防疫抗疫的整体情况，发布会还会设置专题，回应公众关注的各类议题。为了更具体解答公众关心的问题，除了在充分调查的情况下主动发布信息，新闻发布会还通过各种形式，构建良性的沟通环境。例如，2020年2月7日的国务院疫情联防联控新闻发布会上，在发布会已经结束的情况下，主持人临时增加了网民回应环节。当日专家对社交网络上"一次性口罩要不要消毒""接触多长时间会感染病毒"等网民关心的话题给予解答，体现出新闻发布的真诚、尊重、互动以及人文关怀。三是向前一步，主动引导。疫情打乱了原本的生活节奏，在疫情防控的不同阶段，公众关注和焦虑的问题各不相同，且不断发生变化。对于社会生产生活的影响有目共睹，"告诉人们该怎么办"是发布活动中主动设置议程的重要内容，可以引导公众在各个方面做好防护。

8.3.3 提高各类主体能动性，增强政府、媒体、平台协同性

《中华人民共和国突发事件应对法》在2024年修订中强调"国家建立健全突发事件预警发布平台，按照有关规定及时、准确向社会发布突发事件预警信息。广播、电视、报刊以及网络服务提供者、电信运营商应当按照国家有关规定，建立突发事件预警信息快速发布通道，及时、准确、无偿播发或者刊载突发事件预警信息。公共场所和其他人员密集场所，应当指定专门人员负责突发事件预警信息接收和传播工作，做好相关设备、设施维护，确保突发事件预警信息及时、准确接收和传播"，明确了各类主体在突发事件应对中要充分发挥作用，提高预警能力，保障公众安全。

在突发事件中，要提高政府和各类媒体、社交媒体平台的能动性和协同性。政府和相关机构应与各类社交媒体平台建立紧密合作关系，通过多种手段，增加媒体对预警信息、应急救援措施等信息重要性的认识。在技术层面，政府应建立可靠的预警信息发布系统，可提供开放接口，方便媒体和社交平台实时获取和转发信息。在治理方面，应完善激励机制，推动各类媒体和社交媒体平台履行社会责任。

应对重大公共卫生事件，往往需要全社会广泛动员，统一行动。主流媒体、政府发布作为主要新闻源头，提供主要首发信息内容，社交媒体/自媒体加速信息传播的深度和广度，"意见领袖"对不同圈层产生影响，各级政府利用县域融媒体解决传播"最后一公里"问题，不同主体在舆情引导中发挥了不同的作用。

主流媒体要牢记大局意识，提高主流声量的引导力。媒体宣传报道对引导舆论走向、凝聚社会信心起着重要作用。特别是主流媒体深入宣传党中央重大方针决策部署，只有提高主流声量的引导力，才能抵御干扰，利于全社会齐心合力应对公共卫生事件。主流媒体要将权威信息及时准确高效发布作为重点，综合运用图文、H5、锐评、海报、视频等形式，还大量运用直播形式，并通过新媒体平台传递信息。针对公共卫生事件期间出现的各种社会乱象，主流媒体应以理性声音引导舆论，汇聚共识、凝聚力量，树起舆论场的鲜明"风向标"。

同时，主流媒体还要充分体现专业性，成为专业信息发布的重要源头。突发事件新闻报道涉及大量专业知识，其中预警信息、应急救援措施专业性强，但也具有一定

规律性，不少国家对这类事件都建立了较为详细的，面向社会救援力量、媒体以及公众的专业案例库或者专业信息发布平台。例如，美国联邦紧急事务管理署（Federal Emergency Management Agency，FEMA）网站上就有非常详细的案例库，指导公众在面对灾害时如何避险、如何恢复。社会救援力量也可以借助这些案例获得相关专业知识、提高救援能力、传播专业知识。一些专业媒体机构还对各类灾害事件报道进行研究，建立了案例库，不断提高从业人员专业素养。值得一提的是，人工智能已经在不少突发事件报道中发挥作用，针对各类事故、灾害的大模型必将在提高公众避险能力上发挥更大作用。

地方融媒体平台充分发挥本地权威信息发布、引导功能。做好本地信息发布，各级政府可以通过政务新媒体，县级融媒体平台发布权威信息，引导舆论，发挥巨大作用。新冠疫情期间，省级技术平台发挥支撑功能，协同各级县级融媒体中心，多平台发声、多形式呈现、多渠道覆盖，并将传播触角深入到社区，提升引导效果。在众说纷纭、鱼龙混杂的舆论场，这些立足本地的权威发布，起到了安定人心的作用，凝聚起众志成城、共克时艰的强大正能量。

公共卫生事件中，省级融媒体平台连通各地融媒体中心的功能，聚合传播资源，每天持续推出系列直播节目，同时发挥融媒体的服务功能，帮老百姓解决疫情带来的各种民生难题。

在移动互联网已经高度普及的今天，社区和基层的数字化触达，不仅可以及时满足民众周边信息的知晓需求，更可以了解基层大众对新闻及报道的喜好和习惯，从而针对性地调整送达时间、形式和内容，增加用户黏性。例如，北京市海淀区融媒体中心作为主流舆论阵地、综合服务平台、社区信息枢纽，围绕更好引导和服务群众，突出"四全媒体"优势，充分发挥县级融媒体中心在推进区域治理体系和治理能力现代化中的重要作用。

大众传播和网络媒体加强针对性引导，不同社群专业声音积极作用显现。实现全社会总动员，不仅要多层次高密度发布权威信息，全面反映抗疫救援、物资保障、疫苗研制、社会捐助等公众关心的重大问题在舆情引导中起到方向性的作用；还需要广泛动员各类大众传播，加强针对性引导。疫情期间，全国范围内的限制人员流动，对公众的心理、情绪产生很大影响，引导公众正确理性看待疫情，增强自我防范意识，依法行动、依法行事，着力化解公众存在的焦虑、恐惧心理，是舆情引导的重要内容。特别是发挥网络媒体受众定位清晰，表达方式灵活，有针对性地发挥出纾解公众情绪作用。

公共卫生事件中，除了主流媒体报道和政府官方发布，微博等新平台贡献了大量热搜话题。这其中包括政府机构的官方微博。据《中国新闻出版广电报》报道,自 2020 年 1 月 20 日至 31 日,参与发布有关微博的政务官博数量超过 2.6 万,发布微博数量超过 55 万,共获得超过 114 亿的阅读量。2 月份,居前十位的政务官方微博分别是共青团中央、健康中国、武汉发布、中国长安网、成都发布、上海发布、中国警方在线、中国消防、国资小新和天津发布。这 10 家官方微博在 2 月份新增微博数达 10 941 条。其中,武汉市在 2 月份发博数为 2 271 条,发布内容以疫情通报、政策发布和健康科普等为主,及时、权威,得到了网民的广泛认可,原创微博被转发达 89 654 次,阅读量总计达 6.38 亿。[25]

还有大量信息,来自各类"意见领袖"。尤其是专家型的"意见领袖",在新冠疫情中受到广泛关注,专业力量的回归是新冠疫情中一个可喜的变化。近年来,在自媒体潮水般冲击下,越来越多的"意见领袖"向点击率、流量思维倾斜,甚至一些专业媒体也弱化自身的专业优势,向以抓眼球为目标的"标题党"现象靠拢,一味求快赚取点击量而对内容不加甄别、求证而造成的假新闻案例增多。新冠疫情期间,公众需要理性、专业的声音,一批具有精益求精的科学精神、专业精神,还有"爱国、创新、求实、奉献、协同、育人"的科学家精神的专业群体得到了公众的广泛认可,给社会和大众带来了战胜疾病的信心和安全感。特别是在传染病暴发的早期,专业人士的声音可以有效提高全社会的科学防治意识[26]。

此外各个互联网平台上涌现出一批以"科普"为己任的自媒体,他们具备相当的专业知识,用各种形式解读专业问题,在公共卫生事件中,受到全社会的广泛关注。例如,自媒体"回形针"发布的关于新冠肺炎的《关于新冠肺炎的一切》科普视频在 2020 年 2 月 2 日上午 9 时左右上线,14 时左右达到巅峰,视频"硬核"、全面、严谨、可视化、具象化地展示新冠肺炎视频科普内容,收获了超 300 万粉丝口碑。到 2 月 5 日微信阅读数超 3 200 万,在看数超 49 万,微博播放近 9 000 万,全网播放 1.5 亿。

8.3.4 关注公共卫生事件中的公众情绪

公共卫生事件中,公众情绪构成较为复杂;恐慌、焦虑、愤怒、悲观与理性、感动、积极应对交织。尤其是在防疫抗疫的早期,舆情热点更新迭代极快,随之而来的情绪波动也极大,海量的信息扑面而来,公众情绪和态度的起伏无定。

情感认同是形成社会共识的前提也是基础,甚至能超越价值判断,凝聚共识。找到传播内容与用户情感需求的契合点,是要在坚持正确舆论导向的前提下,既要在理又要有情,讲述富有温度、富有情感的故事,使内容和受众之间产生正向情感联结。这种情感联结,不仅要诉诸情感,也要增强内容深度。在公众复杂的情绪中寻求情感认同需要具有感同身受的"共情"能力，也需要从理性的视角梳理公众情绪，引导公众看到恐惧中孕育的勇气，焦虑中孕育的严谨，悲伤中涌现的生命意义，看到普通人在危机时刻的责任和担当。这种情感共振通过一个个具体叙事、具体报道被展现，被看到。

除了专业媒体通过有温度、有深度的报道和作品激发公众情绪中的正能量，在互联网平台上，各种展现人们对生活热爱的内容也广泛传播，在不同层面纾解了公众的情绪。此外，国家卫生健康委发布相应指导原则，实施分类干预；国务院联防联控机制印发《关于设立应对疫情心理援助热线的通知》，各地在原有心理援助热线基础上设立应对传染病的心理援助热线；高校开通疫情心理支持热线和网络辅导服务，互联网医院及相关企业、机构提供网络在线、电话热线等社会心理服务。这些报道和举措都贴近人民，与人民共情，为防疫、抗疫凝聚共识积累了丰厚的情感土壤。

8.3.5 信息发布与信息服务相结合

随着新技术的应用，信息发布与信息服务的结合成为可能。在重大公共卫生事件中，信息服务不仅可以提升工作效率，调动公众参与公共卫生事件防控；还可以有效提升政府的公信力，增强权威信息的传播效果，及时发现公众关注焦点，纾解公众情绪，避免舆情风险的爆发，促进社会共识的形成。

媒体平台向前一步开展信息服务。例如，在新冠疫情中，众多媒体平台开展了形式多样的信息服务，拓展了平台功能。利用媒体广泛的传播力、影响力，对接各种资源，服务社会，从一个侧面起到了凝聚共识的作用。

在公共卫生事件中，人们的生产生活受到不同程度的影响，如停工停产、停课以及农产品滞销等问题，容易引发社会舆论的担忧。作为重要的媒介平台，许多融媒体中心充分利用全媒体的优势，精准发声，融合多渠道传播，积极探索并推出多样化、特色化的服务，成为引导和服务群众的重要力量。

政务服务平台提供丰富信息服务。发挥好国家及各地区一体化政务服务平台作用，推行线上办理，协助推进各项应急工作，应用成效越来越大，已经成为创新政府管理和优化政务服务的新渠道。这些平台将服务功能和信息发布功能结合，形成了正向互动。

政务服务平台第一时间发布公共政策，实时更新、集中报道，以便人民群众通过电视、公众号、微博和微信等多种途径，及时收到防控动态。深入县域的服务平台，充分发挥了最接近基层群众的区位优势，大幅提升信息传播的时、度、效。另外，也为各级领导干部了解群众所思所想、了解群众诉求以及他们的呼声提供了方便快捷的途径,是传播政策与了解社情民意的重要渠道。 全国各级政务服务平台、各地主流媒体均开辟了辟谣平台,这些平台汇集每天传播最广的谣言,进行澄清辟谣。 辟谣信息还被制成短视频、H5 和图说等多种形式的融媒体产品,进行全平台推送。 这也是一种非常有价值的信息服务,在公共卫生事件中能够较好地引导公众。

8.3.6 多主体联动运用大数据技术识别谣言、防控谣言

公共卫生事件专业性强,公众面对包含专业知识的谣言,识别成本太高,且不符合传播规律。 利用技术手段识别谣言是必然趋势,特别是随着网络技术和人工智能技术的发展,虽然谣言不可能完全消除,但也是一个可行的选择。

全面开通"辟谣平台"。 公共卫生事件中,谣言滋生,但只要辟谣工作能跟上,很多谣言就能很好地被制止。 据百度搜索大数据,2020 年初,"醋""板蓝根""板蓝根作用与功效"等谣言的搜索指数都呈直上直下的趋势(图 8-1),刚刚引发关注就因为"被辟谣"而被公众"抛弃"。 这很大程度上得益于各种辟谣平台对谣言的实时洞察,多渠道推送权威信息,科普知识及时跟进,通过强大的信息"对冲"打击谣言,覆盖谣言。

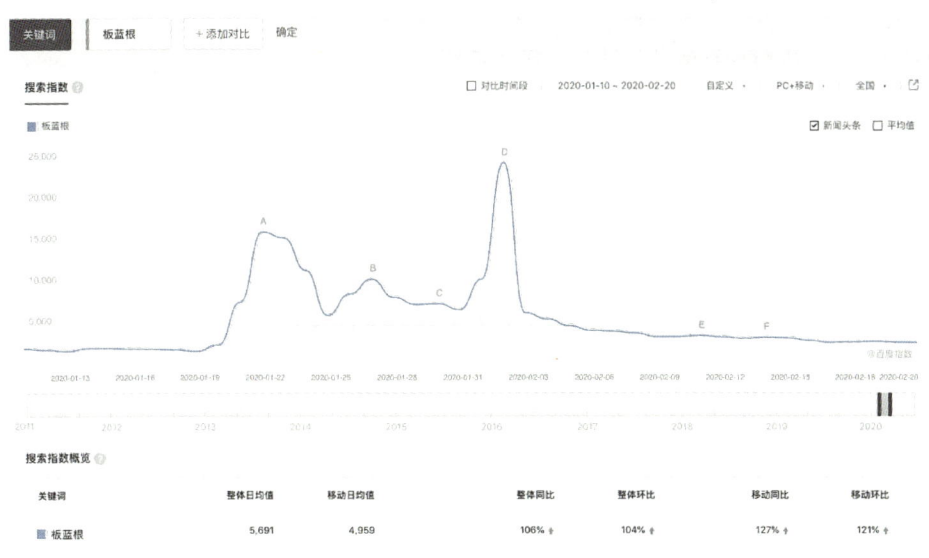

图 8-1　2020 年 1 月 10 日—2 月 20 日板蓝根百度搜索指数

在全国范围内,各种辟谣平台也发挥出了巨大作用。 中国互联网联合辟谣平台由中央网信办违法和不良信息举报中心主办、新华网承办,该平台得到了中央党校、国家发展改革委等 27 家指导单位的帮助,以及中央重点新闻网站和地方区域性辟谣平台、门户网站以及专家智库的大力支持,构建了对网络谣言"联动发现、联动处置、联动辟谣"的工作模式。

腾讯较真平台的专家和机构合作伙伴超过 500 个。 新冠疫情期间，腾讯新闻联合中国医师协会健康传播工作委员会推出的针对新型冠状病毒谣言的辟谣平台，通过焦点辟谣可以直观了解谣言与真相的内容。

2019 年阿里达摩院基于各类高效算法研发的"AI 谣言粉碎机"，用其 81％的识别准确率击败美国诸多研究院所。 2020 年 1 月 28 日，阿里巴巴"疫情服务直通车"功能升级，新增疫情直播、紧急寻人、谣言粉碎机和权威解读等功能。 在支付宝 App 首页腰封位置，或在支付宝 App 搜"抗击疫情"便能进入该页面。

百度辟谣平台的核心由信息处理技术、辟谣平台数据库及辟谣信息分发机制所组成。 其中，对谣言的信息处理技术应用了百度搜索多年来在自然语言处理、大数据以及人工智能技术上的积累，可以第一时间发现网络上的疑似谣言；而辟谣平台数据库则通过引入全国官方机构、专业机构和各领域专家学者，鉴别谣言并有针对性地产出辟谣文章。

新浪新闻利用 AI 技术整合《人民日报》、新华社等权威媒体进行内容聚合分发，帮助用户及时了解实时疫情动态，同时对用户防疫科普、谣言甄别等潜在需求进行预判，向用户展示科普和辟谣信息。

今日头条在其疫情实时追踪中也上线了"谣言终结者"功能，通过里面的官方新闻，可以最大程度识别哪些是谣言，哪些不是谣言。

这些平台广泛采用各种新技术，使公众可以非常便捷地、低成本地识别谣言，有效地抑制了谣言的传播，有利于全社会形成广泛共识，为抗疫成功夯实基础，是防范舆情风险，实现舆情引导的重要组成部分。

8.3.7 提高公众媒介素养，减少虚假信息对公众的影响

社交媒体时代，传播议题很大程度上由公众筛选，公众的媒介素养比以往任何时候都重要。

不少国家都十分重视青少年媒介素养培养，将媒介素养教育纳入学校课程，通过教育培养学生的辨别能力和批判性思维。 例如，法国高中教学中就有新媒体时代识别谣言、分析谣言课程。 还应在社区内组织媒介素养讲座和培训，特别针对老年人等群体，帮助他们提高辨别信息真伪的能力。 推广使用可信的事实核查网站和工具，帮助公众快速验证信息的真实性。 制作易懂的媒介素养指南和手册，分发到学校、社区和公共场所，帮助人们了解如何识别谣言和虚假信息。 多措并举提高公众媒介素养。

当然公众媒介素养有一个缓慢的"养成"过程，是社会各个方面共同努力的结

果,也是随着媒介发展变化,受众与媒介在交互、反馈中不断迭代而形成的结果。但从长期看,受众素养将影响甚至决定着内容的供给。

参考文献

[1] 孙崇勇,秦启文.突发事件的两个基本理论问题探讨[J].西南师范大学学报(人文社会科学版),2005,(2):50-53.
[2] 兰月新.突发事件网络舆情谣言传播规律模型及对策研究[J].情报科学,2012,30(9):1334-1338.
[3] VOSOUGHI S, ROY D, ARAL S. The spread of true and false news online [J]. Science, 2018, 359 (6380):1146-1151.
[4] SCHERER L D, MCPHETRES J, PENNYCOOK G, et al. Who is susceptible to online health misinformation? A test of four psychosocial hypotheses [J]. Health Psychology, 2021.
[5] 中央网络安全和信息化委员会办公室网站.第53次《中国互联网络发展状况统计报告》发布互联网激发经济社会向"新"力[EB/OL].人民日报,[2024-03-25].https://www.cac.gov.cn/2024-03/25/c_1713038218396702.htm.
[6] 让-诺埃尔·卡普费雷.谣言,世界最古老的传媒[M].郑若麟,译.上海:上海人民出版社,2008.
[7] 陈雪薇.谣言传播中受众恐慌心理研究[D].长春:吉林大学,2018.
[8] 面对疫情,人们都在关注些什么?[EB/OL].人民网-传媒频道,[2020-02-01].https://baijiahao.baidu.com/s?id=1657334592089987017&wfr=spider&for=pc.
[9] 湖北疫情新闻发布会舆情特点解读[EB/OL].人民网-舆情频道,[2020-02-13].http://sd.people.com.cn/n2/2020/0214/c373025-33795291.html.
[10] 新冠病毒是人为制造?世卫组织辟谣![EB/OL].央视财经公众号,[2020-04-22].
[11] 喝酒能抵抗新型冠状病毒?[EB/OL].中央广播电视总台央视新闻,[2020-01-22].
[12] 程世寿.公共舆论学[M].武汉:华中科技大学出版社,2003.
[13] 苑辉.突发事件信息发布与传播的规范与重构——以《中华人民共和国突发事件应对法》修订为背景[J].中国应急管理,2024,(11):65-70.
[14] 童兵.舆论引导新格局的建构:体制和机制[J].当代传播,2014,(6):33-35.
[15] 申玉兰,郑颖.突发事件与舆论引导机制研究[J].中共石家庄市委党校学报,2011,13(12):26-28.
[16] 尹寒,杨军.试论自媒体时代网络舆论群体极化及其引导机制[J].湖北社会科学,2023,(2):163-168.
[17] 姜涛.网络谣言的刑法治理:从宪法的视角[J].中国法学,2021,(3):208-228.
[18] 关爽,王长峰,杨龙飞.重大舆情与突发事件舆论演变与引导机制研究述评[J/OL].系统工程与电子技术,1-16,[2024-08-06].http://kns.cnki.net/kcms/detail/11.2422.tn.20240228.1301.002.html.
[19] 中国政府网站.中华人民共和国国务院令第711号[EB/OL].[2019-04-03].https://www.gov.cn/gongbao/content/2019/content_5386612.htm.
[20] 谢晓非,郑蕊.风险沟通与公众理性[J].心理科学进展,2003(4):375-381.
[21] Committee on Risk Perception and Communication, National Research Council. Improving Risk Communication [M]. Washington, D. C.:National Academy Press, 1989.
[22] 毛群安.卫生应急风险沟通[M].北京:人民卫生出版社,2013:13.
[23] 毛群安.卫生应急风险沟通[M].北京:人民卫生出版社,2013:52.
[24] 方曼.风险感知跨学科研究的理论进展与范式变迁——基于心理学视域的解读[J].国外理论动态,2017(6):117-127.
[25] 政务新媒体:是"发布墙"更是服务者[N].中国新闻出版广电报,[2020-03-19].
[26] 陆文军.城市舆情风险管理[M].上海:同济大学出版社,2019.